U0880110

中医临床必读丛书

老老恒言

清·曹庭栋　撰
王振国　刘瑞霞　整理

人民卫生出版社

图书在版编目（CIP）数据

老老恒言/清·曹庭栋撰　王振国等整理．—北京：人民卫生出版社，2006.6
（中医临床必读丛书）
ISBN 978-7-117-07622-7

Ⅰ.老…　Ⅱ.①曹…②王…　Ⅲ.老年人-养生（中医）-中国-清代　Ⅳ.①R161.7②R212

中国版本图书馆 CIP 数据核字（2006）第 044382 号

人卫智网	**www.ipmph.com**	**医学教育、学术、考试、健康，购书智慧智能综合服务平台**
人卫官网	**www.pmph.com**	**人卫官方资讯发布平台**

版权所有，侵权必究！

中医临床必读丛书

老老恒言

撰　　者：清·曹庭栋
整　　理：王振国　刘瑞霞
出版发行：人民卫生出版社（中继线 010-59780011）
地　　址：北京市朝阳区潘家园南里 19 号
邮　　编：100021
E - mail：pmph @ pmph.com
购书热线：010-59787592　010-59787584　010-65264830
印　　刷：北京铭成印刷有限公司
经　　销：新华书店
开　　本：850×1168　1/32　　**印张**：4.25
字　　数：64 千字
版　　次：2006 年 6 月第 1 版　　2025 年 5 月第 1 版第 20 次印刷
标准书号：ISBN 978-7-117-07622-7
定　　价：10.00 元
打击盗版举报电话：010-59787491　E-mail：WQ @ pmph.com
（凡属印装质量问题请与本社市场营销中心联系退换）

出版者的话

中医要发展创新，提高临床疗效是必由之路。而提高临床疗效的捷径，就是继承前人宝贵的诊疗理论和丰富的临床经验。古今大凡著名医家，无不是在熟读古籍，继承前人经验的基础上而成为一代宗师的。厚积薄发，由博返约，是读书成才的必然过程。步入 21 世纪，中医的发展与创新仍然离不开继承，而继承的第一步必须是熟读中医古籍，奠定基础。这好比万丈高楼，筑基必坚；参天大树，扎根必深。

为了在新世纪进一步发展中医，提高中医临床疗效水平，针对目前中医现状，国家中医药管理局启动了“优秀中医临床人才研修项目”。该计划首批精选培养名中医 200 名左右，期望在新世纪再培养一大批中医临床大家，为我国人民的医疗保健再做贡献。做临床，必读古籍；做名医，更需要熟悉古籍并能灵活应用。为了适应中医临床人才培养计划，我们从“优秀中医临床人才研修项目”必读书目中先期精选了中医各科必读的 20 种予以整理出版，后 51 种相继出版发行，《中医临床必读丛书》的出版渐臻完备。本丛书共 71 种，所选精当，涵盖面广，多为历代医家推崇，尊为必读经典著作，在中医学发展的长河中，占有重要的学术地位。

本次整理突出了以下特点：①力求原文准确，每种医籍均由各科专家遴选精善底本，加以严谨校勘，为读者提供精确的原文。②原则上只收原文，不作校记和注释，旨在使读者在研习之中渐得旨趣，体悟真谛。③每书撰写了导读，介绍该书的作者生平、成书背景、学术特点，及对临床的指导意义以及如何学习运用等内容，提要钩玄，以启迪读者。为便于读者检索，书后附以索引。

期望本丛书的出版，能真正起到读古籍，筑根基，做临床，提疗效的作用，有助于中医临床人才的培养和成长，以推动我国中医药事业的发展与创新。

一、经典著作

《黄帝内经素问》

《灵枢经》

《伤寒论》

《金匮要略》

《温病条辨》

《温热经纬》

二、通用著作

《素问玄机原病式》

《素问病机气宜保命集》

《儒门事亲》

《脾胃论》

《兰室秘藏》

《格致余论》

《丹溪心法》

《景岳全书》

《医贯》

《理虚元鉴》

《慎柔五书》

《医宗金鉴》

《石室秘录》

《杂病源流犀烛》

《类证治裁》

《医林改错》

《血证论》

《本草备要》

《医方集解》

《名医类案》

《医学衷中参西录》

三、各科著作

（一）内科

《金匮钩玄》

《秘传证治要诀及类方》

《医宗必读》

《医学心悟》

《证治汇补》

《医门法律》

《张氏医通》

《张聿青医案》

《临证指南医案》
《症因脉治》
《医学入门》
《医醇賸义》

（二）外科

《外科证治全生集》
《外科发挥》
《疡科心得集》
《外科精义》

（三）妇科

《妇人大全良方》
《女科经纶》
《傅青主女科》
《竹林寺女科秘传》
《济阴纲目》

（四）儿科

《小儿药证直诀》
《活幼心书》
《幼科发挥》
《幼幼集成》

（五）眼科

《秘传眼科龙木论》
《审视瑶函》
《银海精微》
《目经大成》
《眼科金镜》

（六）耳鼻喉科

《重楼玉钥》
《口齿类要》
《喉科秘诀》

（七）针灸科

《针灸甲乙经》
《针灸大成》
《针灸聚英》

（八）骨伤科

《永类钤方》
《仙授理伤续继秘方》
《世医得效方》
《正体类要》
《伤科汇纂》
《厘正按摩要术》

（九）养生

《遵生八笺》
《老老恒言》

人民卫生出版社

2006年5月

序

中医药学是具有中国特色的生命科学，是科学与人文融合得比较好的学科，在人才培养方面，只要遵循中医药学自身发展的规律，只要把中医理论知识的深厚积淀与临床经验的活用有机的结合起来，就能培养出优秀的中医临床人才。

近百余年西学东渐，再加上当今市场经济价值取向的作用，使得一些中医师诊治疾病，常以西药打头阵，中药作陪衬，不论病情是否需要，一概是中药加西药。更有甚者不切脉、不辨证，凡遇炎症均以解毒消炎处理，如此失去了中医理论对诊疗实践的指导，则不可能培养出合格的中医临床人才。对此，中医学界许多有识之士颇感忧虑而痛心疾首。中医中药人才的培养，从国家社会的需求出发，应该在多种模式多个层面展开。当务之急是创造良好的育人环境。要倡导求真求异，学术民主的学风。国家中医药管理局设立了培育名医的研修项目，首先是参师襄诊，拜名师制订好读书计划，因人因材施教，务求实效。论其共性则需重视“悟性”的提高，医理与易理相通，重视易经相关理论的学习；还有文献学、逻辑学，生命科学原理与生物信息学等知识的学习运用。“悟性”主要体现在联系临床，提高思想思考思辩的能力，破解疑难病例获取疗效。再者是熟读一本临证案头书，研修项目精选的书目可以任选，作为读经典医籍研修晋阶保底的基本功。第二是诊疗环境，我建议城市与乡村、医院与诊所、病房与门诊可以兼顾，总以多临证多研讨为主。若参师三五位以上，年诊千例以上，必有上乘学问。第三是求真务实，“读经典做临床”关键在“做”字上苦下功夫，敢于置疑而后验证、诠释进而创新，诠证创新自然寓于继承之中。

中医治学当溯本求源，古为今用，继承是基础，创新是归宿，认真继承中医经典理论与临床诊疗经验，做到中医不能丢，进而才是中医现代化的实施。厚积薄发、厚今薄古为治学常理。所谓勤求古训、融汇新知，即是运用科学的临床思维方法，将理论与实践紧密联系，以显著的疗效、诠释、求证前贤的理论，寓继承之中求创新发展，从理论层面阐发古人前贤之未备，以推进中医学科的进步。

综观古往今来贤哲名医均是熟谙经典，勤于临证，发遑古义，创立新说者。通常所言的“学术思想”应是高层次的成就，是锲而不舍长期坚持“读经典做临床”在取得若干鲜活的诊疗经验的基础上，应是学术闪光点凝聚提炼出的精华。笔者以弘扬中医学学科的学术思想为己任而决不敢言自己有什么学术思想，因为学术思想一定要具备有创新思维与创新成果，当然是在继承为基础上的创新；学术思想必有理论内涵指导临床实践，能以提高防治水平；再者学术思想不应是一病一证一法一方的诊治经验与心得体会。如金元大家刘完素著有《素问玄机原病式》，自述“法之与术，悉出《内经》之玄机”，于刻苦钻研运气学说之后，倡“六气皆从火化”，阐发火热症证脉治，创立脏腑六气病机、玄府气液理论。其学术思想至今仍能指导温热、瘟疫的防治。非典型传染性肺炎(SARS)流行时，运用玄府气液理论分析证候病机，确立治则治法，遣药组方获取疗效，应对突发公共卫生事件造福群众。毋庸置疑刘完素是“读经典做临床”的楷模，而学习历史，凡成中医大家名师者基本如此，即使当今名医具有卓越学术思想者，亦无例外，因为经典医籍所提供的科学原理至今仍是维护健康防治疾病的准则，至今仍葆其青春，因此“读经典做临床”具有重要的现实意义。

值得指出，培养临床中坚骨干人才，造就学科领军人物是当务之急。在需要强化“读经典做临床”的同时，以唯物主义史观学习易经易道易图，与文、史、哲，逻辑学交叉渗透融合，提高“悟性”指导诊疗工作。面对新世纪东学西渐是另一股潮流，国外学者研究老聃、孔丘、朱熹、沈括之学，以应对技术高速发展与理论相对滞后的矛盾日趋突出的现状。譬如老聃是中国宇宙论的开拓者，惠施则注重宇宙中一般事物的观察。他解释宇宙为总包一切之“大一”与极微无内之“小一”构成，大而无外小而无内，大一寓有小一，小一中乂涵有大一，两者相兼容而为用。如此见解不仅对中医学术研究具有指导作用，对宏观生物学与分子生物学的链接，纳入到系统复杂科学的领域至关重要。近日有学者撰文讨论自我感受的主观症状对医学的贡献和医师参照的意义；有学者从分子水平寻求直接调节整体功能的物质，而突破靶细胞的发病机制；有医生运用助阳化气，通利小便的方药能同时改善胃肠症状治疗幽门螺杆菌引起的胃炎，还有医生使用中成药治疗老年良性前列腺增生，运用非线性方法，优化观察指标，不把增生前列腺的直径作为惟一的“金”指标，用综合量表评价疗效而获得认许，这就是中医的思维，要坚定地走中国人自己的路。

人民卫生出版社为了落实国家中医药管理局设立的培育名医的研修项目，先从研修项目中精选 20 种古典医籍予以出版，余下 50 余种陆续刊行，为我们学习提供了便利条件，只要我们“博学之，审问之，慎思之，明辩之，笃行之”，就会学有所得、学有所长、学有所进、学有所成。治经典之学要落脚临床，实实在在去“做”，切忌坐而论道，应端正学风，尊重参师，教学相长，使自己成为中医界骨干人才。名医不是自封的，需要同行认可，而社会认可更为重要。让我们互相勉励，为中国中医名医战略实施取得实效多做有益的工作。

王永炎

2005 年 7 月 5 日

导　读

《老老恒言》又名《养生随笔》，清代著名养生学家、文学家曹庭栋著，是一部养生学专著。该书集清以前中医养生学理论之大成，是老年养生的经典著作之一。在我国社会进入老龄化的今天，更具有现实的指导意义，是中医养生教学、临床、科研工作者及老年人的必读之书。

一、《老老恒言》与作者

曹庭栋（1700～1785），生于清康熙三十八年十一月二十五日（1700 年 1 月 3 日），卒于乾隆五十年（1785）。庭栋，一作廷栋，小名辛曾，字楷人，号六圃（又作六吉），清文学家，嘉善（今属浙江省）人。曹庭栋家境殷实，“家世文学，侍从相继，鼎贵者百余年”。他“少嗜学工诗”，博览群书，善文墨，著述颇丰，中年后绝意仕进，乾隆年间举孝廉不就。于居所堆土为山，环植花木，名“慈山”，自号慈山居士。时或弹琴赋诗，写兰石、摹篆隶以自娱。50 岁后专事著述，所坐木榻，穿而复补。性旷达，晚自营生圹，手植梅花成林。善于养生，“随事、随物留心体察，闲披往籍，凡有涉养生者，摘取以参得失”，旁征博引，参考历代文献 300 余种，并结合自己的切身体验，于乾隆三十八年（1773），写成《老老恒言》五卷。前 4 卷从饮食起居等日常生活论述老年养生之道，第五卷为粥谱说。

此书问世以来，以其鲜明的养生观点，极高的应用价值，深受医家及养生家的推崇，被视为健康“至宝”。

《老老恒言》版本颇多，主要有：①清·乾隆三十八年癸巳（1773）自刻本；②同治九年庚午（1870）重刻本，称为宝善堂刻本；③光绪四年戊寅（1878）秀水孙氏望云仙馆刻本；④1928年上海鸿章书局文瑞楼石印本，更名为《养生随笔》。

除《老老恒言》外，曹氏还著有《易准》、《昏礼通考》、《孝经通释》、《逸语》、《琴学内篇》、《宋百家诗存》、《庐鹤亭诗集》等，所著《宋百家诗存》被收入《四库全书》，《老老恒言》、《易准》、《孝经通释》、《昏礼通考》等于《四库全书》均有存目。

二、主要学术特点及对临床的指导意义

《老老恒言》是汇集各家养生思想，并结合作者自己的切身体会，总结编纂而成的养生学专著。此书分别从饮食起居、精神调摄、运动导引、服药卫生、预防疾病等方面，阐述老年养生的指导思想和具体方法。作者养生理论始终贯穿“道贵自然”的思想，主张养生应顺应自然，生活习惯应合四时阴阳，并且紧密结合老年人自身的特点，把养生寓于日常生活琐事之中。该书养生思想和方法主要体现在以下几个方面。

1. 调理饮食，固护脾胃

作者认为老年人脏腑功能衰弱，脾胃薄弱，因此调理脾胃，节制饮食尤为关键，“节制饮食、味宜清淡”是饮食养生的基本要求。作者认为饮食宜少量多餐，宁少毋多。“凡食总以少为有益，脾易磨运，乃化精液，否则极补之物，多食反至受伤，故曰少食以安脾。”饮食过饱，则易滞脾气，阻碍脾胃之运化功能。作者还认为饮食宜清淡，五味忌杂。他主张夏至以后，秋分以前，最应调理脾胃，勿进肥甘厚味，因此时“外则暑阳渐炽，内则微阴初生，”这是根据《内经》“味厚为阴，薄为阳，厚则泻，薄则通”的理论提出的观点。饮食五味太杂则容易损

伤胃气。他还注重以粥养脾胃，认为“粥能益人，老年尤宜。”尤其是“病中食粥，宜淡食，清火利水，能使五脏安和。”

2. 顺应四时，起居有常

《内经》曰:“智者之养生也，必顺四时而适寒暑。”作者认为饮食起居须根据四时阴阳变化的规律，做到起居有常，随时审量，“衣可加即加，勿以薄寒而少耐；食可置即置，勿以悦口而少贪。”同时要注意四时邪气，避之有时。如夏天刮北风，冬天刮南风，均为四时异气，应“凉即添衣，温毋遽脱”，随时调节，以避免不时之邪气。

3. 修心养性，清心寡欲

作者非常重视养静的重要性，认为“养静为摄生首务”。《内经》曰:“阴精所奉其人寿，阳精所降其人夭。”养静之法，当先静心，清心寡欲，淡泊名利；养静最忌伤怒，故应勿就喧哗，避免议人长短，正如《广成子》所谓:“无视无听，抱神以静，形将自正。”无事时，一室默坐，常以目视鼻，以鼻对脐，调匀呼吸，以宁心安神。同时作者主张动静结合，结合气功导引以安神定志。此外还分别从睡眠、昼卧、夜坐等来说明养静的理论和方法。

4. 日常所用，以舒适为要

卷三对书室、书几、坐榻的布置，对手杖的选择、衣帽鞋袜的缝制等日常用品选择详予论述，主张舒适实用为度。书室应取向南，“秋冬垂幕，春夏垂帘”。书几宜长宽任意，以适用为宜。“杖可步履借力，使手足相顾，行不急躁”。衣服“惟长短宽窄，期于适体”，“其厚薄酌乎天时”。……等等，从生活常用之品的选择提出保健养生、提高生活质量的方法。在卷四中作者还从卧房、床、帐、席、被、褥、便器等的制作，来说明如何适应自身养生的需要。有许多关于日常用品的制作方法，切合实用，仍值得现代人借鉴。

5. 运动养生，流水不腐

运动、导引能使血脉流通，起到却病延年之目的。“拂尘涤砚，焚香烹茶，插瓶花，上帘钩，事事不妨身亲之，使时有小劳，筋骸血脉，乃不凝滞。所谓流水不腐，户枢不蠹也。”散步、导引都是养生防病之法。“坐久则络脉滞，居常无所事，即于室内，时时缓步，盘旋数十匝，使筋骸活动，络脉乃得流通。”

6. 未病先防，用药宜慎

养生主张未病先防，既病注重食疗，慎用丹药，如用而不当，反至为害。认为“以方药治未病，不若以起居饮食调摄于未病”。即使老年偶患小病，应首先饮食调理，使腹常空虚，则经络易于转运，元气易于恢复，则疾病自愈。例如病中食粥，宜淡食，清火利水，能使五脏安和，患泄泻者尤验。即病之后，必先自己体察。有病不可乱投药物，更不可迷于经书所言。要师古而不泥古，批判地接受前人思想。

三、如何学习应用《老老恒言》

《老老恒言》是历代养生思想及经验的总结，蒐罗内容广博，经史子集无所不涉，日常生活的各个方面多有所及。要想正确掌握其养生思想及方法，除熟读本书外，科学的学习方法和正确的学习态度是非常必要的。

1. 充分认识本书的独特价值

在众多的养生文献中，曹庭栋《老老恒言》是一部学术水平和实用价值都较高的老年养生学专著。周作人先生对此书有很高的评价，他说:“专谈老年生活的书，我只见过乾隆时慈山居士所著的《老老恒言》五卷，望云仙馆刊本。”并指出:“我尝可惜李笠翁《闲情偶寄》中不谈到老年，以为必当有妙语，或较随园更有理解亦未可知，及见《老老恒言》，觉得可以补此缺恨了。”

2. 了解成书背景及作者生平

了解成书背景和作者生平，是为了理解作者之养生思想和方法的渊源，“曹氏自前明迄本朝，家世文学，侍从相继，鼎贵者百余年”，故本书的养生思想，对此多有反映，不但日用之常，较为详备，而且“无问治生事”，故能不为琐事所烦。今日读此书者则不可拘泥于此。

3. 考据辞章，训词释句

本书引书达数百种，上至《周易》、《内经》，下至《尊生八笺》、《寿世青编》，时代相跨久远，不乏深奥难懂之处，须借助版本、考据、训诂、校勘等文献学方法研究和诠释，方能正确把握其思想和方法。

4. 广泛阅读，学以致用

本书涉及书目繁多，而每种书目多只引用养生方面的内容，对原书的整体思想和内容不甚了解。因此，广泛阅读相关书籍，有助于更好地理解本书内容。在阅读的基础上，更要学以致用，在生活中体味养生的真谛。

王振国　刘瑞霞

2006 年 4 月

整理说明

《老老恒言》，又名《养生随笔》，清代著名养生学家、文学家曹庭栋著。该书集清以前中医养生学理论与经验之大成，是老年养生的代表著作之一。

《老老恒言》的主要版本有：清乾隆三十八年癸巳(1773)自刻本；同治九年庚午(1870)重刻本，即宝善堂刻本；光绪四年戊寅(1878)秀水孙氏望云仙馆刻本；1928年上海鸿章书局文瑞楼石印本，更名为《养生随笔》。本次整理即以清乾隆三十八年癸巳自刻本为底本，并参考现存的多种版本以及相关著作加以校勘。本书原为繁体竖排版，本次出版改为简体横排版，并根据现代标点符号应用规范加以标点。原文中表示顺序的"右"一律改为"上"；对原书内容不删节，不改编，以求保持书之原貌；书中俗体字、繁体字、异体字等一律以标准简化字律齐；对于古今字，凡能明确其含义者，均以今字代之，以免造成歧义；对于某些通假字，则尽量恢复本字；凡底本中出现的明显错别字，直接予以改正，不出校注。本次整理，对字词、文句未作注释，欲深入学习研究者，可借助相关工具书或其他著作。另外，书末附以"方剂索引"，以便读者检索使用。

本次整理的目的，在于借助前人的研究成果，为中医临床、科研、教学工作者以及养生爱好者提供一个规范的版本。由于整理者水平有限，疏漏之处在所难免，敬请同道指正。

《老老恒言》序

孟子言：老吾老以及人之老。庭栋久失怙恃，既无吾老之可老，今吾年七十有五，又忽忽不觉老之及吾，宜有望于老吾者之使吾克遂其老也。嗣孙应谷，年甫弱龄，未能老吾之老，并不知吾之老，吾惟自知其老，自老其老而已。老之法，非有他也。宋张耒曰：大抵养生求安乐，亦无深远难知之事，不过起居寝食之间尔。昨岁壬辰，自秋而冬，以迄今春，薄病缠绵，动多拂意，此正老态毕现，欲得所以老之法，能荟萃其类者，卒罕成书也。爰于卧室呻吟之余，随事随物留心体察，闲披往籍，凡有涉养生者，摘取以参得失，亦只就起居寝食琐屑求之。《素问》所谓适嗜欲于世俗之常，绝非谈神仙讲丹药之异术也，纵无解于老，亦自成其为老，更无待于老吾者，而所以老之法在是，而吾所以自老其老亦在是，随笔所录，聚之以类，题曰《老老恒言》。其中有力易办者，有力不易办者，有易办而亦非必办者，有不易办而不可不办者，概存其说，遂付梓以公诸世，是即所谓及人之老，可各竭其力，各老其老，俾老者起居寝食，咸获康宁之福，竟若不自知其老，优游盛世，以享余年，吾之老与人之老，得同为太平安乐之寿民，岂非大幸与！岂非大幸与！

乾隆三十八年岁在昭阳大荒落之涂月上浣慈山居士曹庭栋书于观妙楼。

《老老恒言》序

吾乡曹慈山先生，神仙中人也，曹氏自前明迄本朝，家世文学，侍从相继，鼎贵者百余年。已未丙辰，两次鸿博。祖子顾少宰尔堪，兄古谦明经庭枢，皆就徵。慈山亦为浙抚所延访，而辞之坚，故未与。先生幼有羸疾，俗所谓童子痨，终其身未出乡里，家素华膴，不问治生事。天性恬淡，虽博极群书，于经学史学词章考据，无不通，而不屑蹈壇坫标榜之习，朋俦绝鲜，声华阒如，辟园林于城中，池馆相望，有白皮古松数十株，风涛倾耳，如置身岩壑，终日焚香鼓琴，意致旷远，至九十余乃终，年届大耋，犹姬侍满前，不事药饵，不希导引，惟以自然为宗，故能颐养天和，克享遐寿。其所学不悖濂洛，不师老庄，亦不旁涉二氏，戛然为一家言。所辑《宋百家诗存》，及讲经各种，皆采入《四库全书》。此《老老恒言》二卷，乃自言其养生之道，慎起居，节饮食，切切于日用琐屑，浅近易行。而深味之，古今至理，实已不外乎此，引证书至数百种，可谓博而约矣。兵燹后板毁，乃为重梓问世。先生当康雍乾三朝，为中天极盛之运，以布衣伏处山林，自达天德，同辈中如归愚、随园、箨石、山舟，虽年齿相埒，而身心之泰，视先生远矣。三公万户，莫能易之。然使他人处先生之境，或有未甘暗淡至此，斯其所以为高，斯其所以不可及欤！

同治九年八月同里后学表从甥金安清谨识于武林舟次。

目录

卷一

安 寝

少寐乃老年大患。《内经》谓卫气不得入于阴，常留于阳，则阴气虚，故目不瞑。载有方药，罕闻奏效。《邵子》曰：寤则神栖于目，寐则神栖于心。又曰：神统于心，大抵以清心为切要，然心实最难把捉，必先平居静养，入寝时，将一切营为计虑，举念即除，渐除渐少，渐少渐无，自然可得安眠。若终日扰扰，七情火动，辗转牵怀，欲其一时消释得乎！

《南华经》曰：其寐也魂交；养生家曰：先睡心，后睡目。俱空言拟议而已。愚谓寐有操纵二法：操者，如贯想头顶，默数鼻息，反观丹田之类，使心有所着，乃不纷驰，庶可获寐；纵者，任其心游思于杳渺无朕之区，亦可渐入朦胧之境。最忌者，心欲求寐，则寐愈难，盖醒与寐交界关头，断非意想所及。惟忘乎寐，则心之或操或纵，皆通睡乡之路。

《语》曰：寝不尸。谓不仰卧也。相传希夷安睡诀：左侧卧则屈左足，屈左臂，以手上承头，伸右足，以右手置右股间；右侧卧反是。《半山翁诗》云：华山处士如容见，不觅仙方觅睡方。此果其睡方耶？依此而卧，似较稳适，然亦不得太泥，但勿仰卧可也。

《记·玉藻》曰：寝恒东首。谓顺生气而卧也。《保生心鉴》曰：凡卧，春夏首宜向东，秋冬首向西。愚谓寝处必安其常，《记》所云恒也，四时更变，反致不安。又曰：首勿北卧。谓避阴气。《云笈七籤》曰：冬卧宜向北。又谓乘旺气矣。按:《家语》曰：生者南向，死者北首，皆从其初也。则凡东西设床者，卧以南首为当。

卧不安，宜多反侧，卧即安，醒时亦当转动，使络脉流通，否则半身板重，或腰胁痛，或肢节酸者有之。按：释氏戒律，卧惟右侧，不得转动，名吉祥睡。此乃戒其酣寐，速之醒也，与老年安寝之道正相反。

胃方纳食，脾未及化，或即倦而欲卧，须强耐之。《蠡海集》曰：眼眶属脾，眼开眶动，脾应之而动；又曰：脾闻声则动，动所以化食也。按：脾与胃，同位中州，而膜联胃左，故脉居右而气常行于左，如食后必欲卧，宜右侧以舒脾之气。《续博物志》云：卧不欲左胁，亦此意。食远则左右胥宜。

觉须手足伸舒，睡则不嫌屈缩。《续博物志》云：卧欲足缩是也，至冬夜愈屈缩则愈冷。《玉洞要略》曰：伸足卧，一身俱暖。试之极验。《杨诚斋雪诗》云：今宵敢叹卧如弓。所谓愈屈缩愈冷，非耶。

就寝即灭灯，目不外眩，则神守其舍。《云笈七籤》曰：夜寝燃灯，令人心神不安；《真西山卫生歌》曰：默寝暗眠神晏如。亦有灭灯不成寐者，锡制灯笼，半边开小窦以通光，背帐置之，便不照耀及目。

寝不得大声叫呼。盖寝则五脏如钟磬不悬，不可发声，养生家谓多言伤气，平时亦宜少言，何况寝时？《玉笥要览》曰：卧须闭口，则元气不出，邪气不入。此静翕之体，安贞之吉也，否则令人面失血色。

头为诸阳之首。《摄生要论》曰：冬宜冻脑。又曰：卧不覆首。有作睡帽者，放空其顶即冻脑之意。终嫌太热，用轻纱包额，如妇人包头式，或狭或宽，可趁天时，亦惟意所适。

腹为五脏之总，故腹本喜暖，老人下元虚弱，更宜加意暖之，办兜肚，将蕲艾捶软铺匀，蒙以丝绵，细针密行，勿令散乱成块，夜卧必需，居常亦不可轻脱；又有以姜桂及麝诸药装入，可治腹作冷痛。段成式诗云：见说自能裁袙肚，不知谁更着帩头。注：袙肚，即今之兜肚。

兜肚外再加肚束，腹不嫌过暖也。《古今注》谓之腰彩，有似妇人袜胸，宽约七八寸，带系之，前护腹，旁护腰，后护命门，取益良多，不特卧时需之，亦有以温暖药装入者。

解衣而寝，肩与颈被覆难密，制寝衣如半臂，薄装絮。上以护其肩，短及腰，前幅中分，扣钮如常。后幅下联横幅，围匝腰间，系以带，可代肚束。更缀领以护其颈，颈中央之脉，督脉也，名曰风府，不可着冷。领似常领之半，掩其颈后，舒其咽前，斯两得之矣。穿小袄卧，则如式作单者，加于外。《说丛》云：乡党必有寝衣，长一身有半。疑是度其身而半之，如今着小袄以便寝，义亦通。

晨　兴

老年人往往天未明而枕上已醒，凡脏腑有不安处，骨节有酸痛处，必于此生气时觉之。先以卧功，次第行数遍卧功见二卷导引内，反侧至再。俟日色到窗，方可徐徐而起，乍起慎勿即出户外，即开窗牖。

春宜夜卧早起，逆之则伤肝；夏同于春，逆之则伤心；秋宜早卧早起，逆之则伤肺；冬宜早卧晏起，逆之则伤肾。说见《内经》，养生家每引以为据。愚谓倦欲卧而勿卧，醒欲起而勿起。勉强转多不适，况乎日出而作，日入而息，昼动夜静，乃阴阳一定之理，似不得以四时分别。

冬月将起时，拥被披衣坐少顷。先进热饮，如乳酪、莲子圆、枣汤、之属以益脾，或饮醇酒以鼓舞胃气，乐天诗所谓“空腹三杯卯后酒”也。然亦当自审其宜，《易》颐卦彖曰：观颐，观其所养也，自求口实，观其自养也。

晨起漱口，其常也。《洞微经》曰：清早口含元气，不得漱而吐之，常以津漱口，即细细咽津。愚谓卧时终宵呼吸，浊气上腾，满口粘腻，此明证也。故去浊生清，惟漱为宜。《仲贤余话》曰：早漱口，不若将卧而漱。然兼行之，亦无不可。

漱用温水，但去齿垢。齿之患在火，有擦齿诸方，试之久，俱无效。惟冷水漱口，习惯则寒冬亦不冰齿，可以永除齿患，即当欲落时，亦免作痛。鬉刷不可用，伤辅肉也，是为齿之祟。《抱朴子》曰：牢齿之法，晨起叩齿三百下为良。

日已出而霜露未晞，晓气清寒，最易触人。至于雾蒸如烟，尤不可犯。《元命包》曰：阴阳乱则为雾；《尔雅》曰：地气发，天不应，曰雾；《月令》曰：仲冬行夏令，则氛雾冥冥。其非天气之正气可知。更有入鼻微臭，即同山岚之瘴，毒弥甚焉。《皇极经世》曰：水雾黑，火雾赤，土雾黄，石雾白。

每日空腹，食淡粥一瓯，能推陈出新，生津快胃，所益非细，如杂以甘咸之物，即等寻常饮食。《扬子云解嘲文》云：大味必淡。《本草》载有粥记，极言空腹食粥之妙；《陆放翁诗》云：世人个个学长年，不悟长年在目前，我得宛邱平易法，只将食粥致神仙。

清晨略进饮食后，如值日晴风定，就南窗下，背日光而坐，《列子》所谓负日之暄也，脊梁得有微暖，能使遍体和畅，日为太阳之精，其光壮人阳气，极为补益，过午阴气渐长，日光减暖，久坐非宜。

长夏晨兴，勿辄进食以实胃，夏火盛阳，销铄肺阴，先进米饮以润肺，稼穑作甘，土能生金也。至于晓气清凉，爽人心目，惟早起乃得领略。《寒山子》曰：早起不在鸡鸣前。盖寅时初刻，为肺生气之始，正宜酣睡，至卯气入大肠，方可起身。稍进汤饮，至辰气入胃，乃得进食。此四时皆同。

盥　洗

盥，洗手也。洗发曰沐，洗面曰靧，洗身曰浴，通谓之洗。养生家言发宜多栉，不宜多洗。当风而沐，恐患头风。至年老发稀，沐似可废。晨起先洗面，饭后、午睡后、黄昏后，俱当习以为常，面为五脏之华，频洗所以发扬之。《太素经》曰：手宜常在面。谓两手频频擦面也，意同。

冬月手冷，洗以热水，暖可移时，颇胜烘火。《记·玉藻》曰：日五盥。盖谓洗手不嫌频数耳。又《内则》云：三日具沐其间，面垢燂潘请靧，足垢燂汤请洗。燂，温也；潘，淅米汁也，即俗所谓米泔水。

洗面水不嫌过热，热则能行血气，冷则气滞，令人面无光泽；夏月井水阴寒，洗手亦恐手战，寒透骨也。《玉藻》曰：沐稷而靧粱，注：沐稷，以淅稷之水洗发；靧粱，以淅粱之水洗面，皆泔水也。泔水能去垢，故用之。去垢之物甚多，古人所以用此者，去垢而不乏精气，自较胜他物。

浴必开发毛孔，遍及于体，如屡屡开发之，令人耗真气。谚云：多梳头，少洗浴。盛夏亦须隔三四日，方可具浴，浴后阳气上腾，必洗面以宣畅其气，进饮食，眠少顷而起，至浴时易冒风邪，必于密室。

《记·内则》云：五日则燂汤请浴。盖浴水不可太热，温凉须适于体，故必燂汤。或浴久汤冷，另以大壶贮热者，置于浴盆旁，徐徐添入，使通体畅快而后已。《云笈七籤》曰：夜卧时，常以两手揩摩身体，名曰干浴。

《四时调摄论》曰：饥忌浴。谓腹虚不可复令耗气耳。又曰：枸杞煎汤具浴，令人不病不老，纵无确效，犹为无损。至有五枝汤，用桃枝、柳枝之属，大能发汗，乏人精血，或因下体无汗，用以洗足。

春秋非浴之时，如爱洁必欲具浴，密室中，大瓷缸盛水及半，以帐笼罩其上，然后入浴，浴罢急穿衣，衣必加暖，如少觉冷，恐即成感冒。

浴后当风，腠理开，风易感，感而即发，仅在皮毛，则为寒热，积久入里，患甚大，故风本宜避，浴后尤宜避，《论语》“浴乎沂，风乎舞雩”，狂士不过借以言志，暮春非浴之时，况复当风耶？

《清閟录》载香水洗身诸方，香能利窍，疏泄元气。但浴犹虑开发毛孔，复以香水开发之可乎？愚按：《记》言沐稷靧粱，不以稷与粱洗身者，盖贵五谷之意，凡上品诸香，为造化之精气酝酿而成，似亦不当亵用。藏器云：樟木煎汤，浴脚气疥癣风痒。按：樟辛烈香窜，尤不可无故取浴。

有砖筑浴室，铁锅盛水，浴即坐锅中，火燃其下，温凉惟所欲，非不快适。曾闻有人入浴者，锅破遂堕锅底，水与火并而及其身，吁！可以鉴矣！

饮　　食

《记·内则》曰：凡和，春多酸，夏多苦，秋多辛，冬多咸，调以滑甘。注：酸苦辛咸，木火金水之所属，多其时味，所以养气也。四时皆调以滑甘，象土之寄也。孙思邈曰：春少酸增甘，夏少苦增辛，秋少辛增酸，冬少咸增苦，四季少甘增咸。《内则》意在乘旺。孙氏意在扶衰，要之无论四时，五味不可偏多。《抱朴子》曰：酸多伤脾，苦多伤肺，辛多伤肝，咸多伤心，甘多伤肾。此五味克五藏，乃五行自然之理也。凡言伤者，当时特未遽觉耳。

凡食物不能废咸，但少加使淡，淡则物之真味真性俱得。每见多食咸物必发渴，咸属水润下，而反发渴者何？《内经》谓血与咸相得则凝，凝则血燥。其义似未显豁。《泰西水法》曰：有如木烬成灰，漉灰得卤，可知咸由火生也，故卤水不冰。愚按：物极必反，火极反咸，则咸极反渴。又玩坎卦中画阳爻，即是水含火性之象，故肾中亦有真火。

《记·内则》曰：枣栗饴蜜以甘之，堇苴枌榆免薧，滫瀡以滑之，脂膏以膏之。愚按：甘之以悦脾性，滑之以舒脾阳，膏之以益脾阴，三"之"字皆指脾言，古人养老调脾之法，服食即当药饵。

《抱朴子》曰：热食伤骨，冷食伤肺，热勿灼唇，冷勿冰齿。又曰：冷热并陈，宜先食热，后食冷。愚谓食物之冷热，当顺乎时之自然。然过冷宁过热，如夏日伏阴在内，热食得有微汗亦妙。《内经》曰：夏暑汗不出者，秋成风疟。汗由气化，乃表里通塞之验也。

《卫生录》曰：春不食肝，夏不食心，秋不食肺，冬不食肾，四季不食脾。当旺之时，不可犯以物之死气。但凡物总无活食之理，其说太泥。《玉枢微旨》曰：春不食肺，夏不食肾，秋不食心，冬不食脾，四季不食肝。乃谓不食其所受克，其说理犹可通。

夏至以后，秋分以前，外则暑阳渐炽，内则微阴初生，最当调停脾胃，勿进肥浓。《内经》曰：味厚为阴，薄为阳，厚则泄，薄则通。再瓜果生冷诸物亦当慎，胃喜暖，暖则散，冷则凝，凝则胃先受伤，脾即不运。《白虎通》曰：胃者脾之府，脾禀气于胃。

午前为生气，午后为死气，释氏有过午不食之说，避死气也。《内经》曰：日中而阳气隆，日西而阳气虚。故早饭可饱，午后即宜少食，至晚更必空虚。

《应璩三叟诗》云：中叟前致辞，量腹节所受。“量腹”二字最妙。或多或少，非他人所知，须自己审量，“节”者今日如此，明日亦如此，宁少毋多。又古诗云：努力加餐饭。老年人不减足矣，加则必扰胃气，况努力定觉勉强。纵使一餐可加，后必不继，奚益焉。

勿极饥而食，食不过饱；勿极渴而饮，饮不过多。但使腹不空虚，则冲和之气，沦浃脊髓。《抱朴子》曰：食欲数而少，不欲顿而多。得此意也。凡食总以少为有益，脾易磨运，乃化精液，否则极补之物，多食反至受伤，故曰少食以安脾也。

《洞微经》曰：太饥伤脾，太饱伤气。盖脾借于谷，饥则脾无以运而虚脾，气转于脾，饱则脾过于实而滞气，故先饥而食，所以给脾，食不充脾，所以养气。

《华佗食论》曰：食物有三化，一火化，烂煮也；一口化，细嚼也；一腹化，入胃自化也。老年惟借火化，磨运易即输精多，若市脯每加消石，速其糜烂，虽同为火化，不宜频食，恐反削胃气。

水陆之味，虽珍美毕备，每食忌杂，杂则五味相挠，定为胃患。《道德经》曰：五味令人口爽。爽，失也，胃口失正味也。不若次第分顿食之，乃能各得其味，适于口，亦适于胃。

食后微滓留齿隙，最为齿累，以柳木削签，剔除务净，虎须尤妙。再煎浓茶，候冷连漱以荡涤之。韦庄诗：泻瓶如练色，漱口作泉声。东坡云：齿性便苦，如食甘甜物，更当漱，每见年未及迈，齿即缺落者，乃甘味留齿，渐至生虫作䘌。公孙尼子曰：食甘者，益于肉而骨不利也。齿为肾之骨。

食　物

《本草》谓煮饭以陈廪米为补益，秋谷初成，老年食之，动气发病。愚意胃弱难化则有之，滋润香甘，莫如新粒，不妨酌宜而食，微炒则松而易化，兼开胃。有香稻米，炒则香气减，可竟煮食，煮必过熟乃佳。昌黎诗所谓"匙炒烂饭稳送之，合口软嚼如牛呞"也。有以米浸水，冬月冰之风干，煮饭松软，称老年之供。凡煮白米，宜紧火，候熟开锅即食；廪米、炒米宜缓火，熟后有顷，俟收湿气，则发松透里。

煮粥用新米，香甘快胃。乐天诗云"粥美尝新米"，香稻弥佳。按《本草》煮粥之方甚多，大抵以米和莲肉为第一，其次芡实、薏苡仁俱佳。此外，或因微疾，借以调养，虽各有取益，要非常供。李笠翁曰：煮饭勿以水多而减，煮粥勿以水少而添，方得粥饭正味。

茶能解渴，亦能致渴，荡涤精液故耳。卢仝七碗，乃愈饮愈渴，非茶量佳也。《内经》谓：少饮不病喘渴。《华佗食论》曰：苦茶久食益意思。恐不足据。多饮面黄，亦少睡。魏仲先"谢友人惠茶诗"云：不敢频尝无别意，只愁睡少梦君稀。惟饭后饮之，可解肥浓。若清晨饮茶，东坡谓：直入肾经，乃引贼入门也。茶品非一，近地可觅者，武夷六安为尚。

《诗·豳风》云：为此春酒，以介眉寿。《书·酒诰》云：厥父母庆，自洗腆，致用酒。酒固老年所宜，但少时伤于酒，老必戒，既素不病酒，黄昏后亦不宜饮，惟宜午后饮之，借以宣导血脉。古人饮酒，每在食后。《仪礼》谓之酳。注云：酳者，演安其食也。今世俗筵宴，饱食竣，复设小碟以侑酒，其犹存古之意与？米酒为佳，曲酒次之，俱取陈窨多年者，烧酒纯阳，消烁真阴，当戒。

烟草，据《姚旅露书》：产吕宋，名淡巴菇。《本草》不载，《备要》增入，其说却未明确。愚按：烟草味辛燥，熏灼耗精液，其下咽也，肺胃受之，有御寒解雾辟秽消腻之能，一入心窍，便昏昏如醉矣。清晨饮食未入口，宜慎。笃嗜者甚至舌胎黄黑，饮食少味，方书无治法，食猪羊油可愈，润其燥也。有制水烟壶，隔水吸之者，有令人口喷，以口接之者，畏其熏灼，仍难捐弃，故又名相思草。《蚓庵琐语》曰：边上人寒疾，非烟不治，至以匹马易烟一斤。明崇祯癸未，禁民私售，则烟之能御寒信矣，盛夏自当强制。

菹菜之属，每食所需，本非一类。人各有宜，文王嗜菖蒲，孔子不撤姜食，皆审其所宜，故取之，非仅曰菖可益聪，姜可通神明也。按菖蒲：即菖蒲菹。《遁庵密录》：有种石菖蒲法，以辰砂搥末代泥，候其生发，采根食之，不必定作菹也。利窍兼可镇心，据云能治不寐，极为神妙之品。

蒸露法同烧酒。诸物皆可蒸，堪为饮食之助。盖物之精液，全在气味，其质尽糟粕耳。犹之饮食入胃，精气上输于肺，宣布诸藏，糟粕归于大肠，与蒸露等。故蒸露之性，虽随物而异，能升腾清阳之气，其取益一也。如稻米露发舒胃阳，可代汤饮，病后尤宜。他如藿香、薄荷之类，俱宜蒸取录用。《泰西水法》曰：西国药肆中，大半是药露，持方诣肆，和露付之，则方药亦可蒸露也。须预办蒸器，随物蒸用。

水陆飞走诸食物，备载《本草》，可考而知。但据其所采论说，试之不尽获验。《张文潜诗》云：我读《本草》书，美恶未有凭。是岂人之禀气不同，遂使所投亦异耶？当以身体察，各随禀气所宜而食之，则庶几矣。

散　步

坐久则络脉滞，居常无所事，即于室内，时时缓步。盘旋数十匝，使筋骸活动，络脉乃得流通。习之既久，步可渐至千百，兼增足力。步主筋，步则筋舒而四肢健，懒步则筋挛，筋挛日益加懒，偶展数武，便苦气乏，难免久坐伤肉之弊。

欲步先起立，振衣定息，以立功诸法，徐徐行一度立功见二卷导引内。然后从容展步，则精神足力，倍加爽健。《荀子》曰：安燕而气血不惰。此之谓也。

饭后食物停胃，必缓行数百步，散其气以输于脾，则磨胃而易腐化，《蠡海集》曰：脾与胃俱属土，土耕锄始能生殖，不动则为荒土矣，故步所以动之。《琅嬛记》曰：古之老人，饭后必散步，欲摇动其身以消食也。故后人以散步为逍遥。

《遵生笺》曰：凡行步时，不得与人语。欲语须住足，否则令人失气。谓行步则动气，复开口以发之，气遂断续而失调也。虽非甚要，寝食而外，不可言语，亦须添此一节。

散步者，散而不拘之谓，且行且立，且立且行，须得一种闲暇自如之态。卢纶诗"白云流水如闲步"是也。《南华经》曰：水之性不杂则清，郁闭而不流，亦不能清，此养神之道也，散步所以养神。

偶尔步欲少远，须自揣足力，毋勉强。更命小舟相随，步出可以舟回，或舟出而步回，随其意之所便。既回，即就便榻眠少顷，并进汤饮以和其气。元微之诗云：僶俛还移步，持疑又省躬。即未免涉于勉强矣。

春探梅，秋访菊，最是雅事。风日晴和时，偕二三老友，擕筇里许，安步亦可当车。所戒者，乘兴纵步，一时客气为主，相忘疲困，坐定始觉受伤，悔已无及。

昼 卧

午后坐久微倦，不可便榻即眠，必就卧室安枕移时，或醒或寐，任其自然，欲起即起，不须留恋。《左传》医和之言曰：晦淫惑疾。注：寝过节则惑乱。既起，以热水洗面，则眼光倍爽，加薄绵衣暖其背，则肢体俱觉轻健，乐天诗所谓“一觉闲眠百病消”也。三伏时或眠便榻，另设帐，窗户俱必密闭。

冬月昼卧，当以薄被覆其下体，此时微阳潜长，必温暖以养之。血气本喜温而恶寒，何况冬月。如不以被覆，及起，定觉神色偃蹇，遍体加冷，阳微弗胜阴凝也。

长夏昼卧，醒后即进热饮，以助阳气，如得微汗亦妙，夏为阳极之候，昼宜动，而卧则反静，宣达之所以顺时。

欧阳公曰：介甫常云，夏月昼卧，方枕为佳，睡久气蒸枕热，则转一方冷处，老年虽不宜受冷，首为阳，不可令热。况长夏昼卧，枕虽末节，亦取所宜。

《天禄识余》云：李黄门以午睡为摊饭。放翁诗：

摊饭横眠梦蝶床。此惟年壮胃强方可，老年胃气既弱，运动尚虑停滞，必待食久既化，胸膈宽然，未倦犹弗卧，少倦亟就枕，过此恐又不成寐矣。

坐而假寐，醒时弥觉神清气爽，较之就枕而卧，更为受益。然有坐不能寐者，但使缄其口，闭其目，收摄其心神，休息片时，足当昼眠，亦堪遣日。乐天诗云：不作午时眠，日长安可度。此真老年闲寂之况。

当昼即寝，既寝而起，入夜复寝，一昼夜间，寝兴分而二之。盖老年气弱，运动久则气道涩，故寝以节之。每日时至午，阳气渐消，少息所以养阳；时至子，阳气渐长，熟睡所以养阴。东坡诗云：此身正似蚕将老，更尽春光一再眠。若少壮阳气方盛，昼寝反令目昏头重，阳亢也。

夜　坐

日未出而既醒，夜方阑而不寐，老年恒有之。黄昏时如辄就寝，则愈不能寐，必坐有顷。坐时先调息以定气，塞聪掩明，屏除杂想；或行坐功运动一番坐功见二卷导引内。《亢仓子》曰：体合于心，心合于气，气合于神，神合于无。夜坐如此，即安睡之妙诀。

五脏之精气，上注于目，坐时灯光照耀，即闭目亦似红纱罩之。心因目动，遂致淆乱神明，须置隐灯，放翁诗所云“小帜幛灯便细书”是也，使光不射目，兼养目力，若灭灯而坐更妥。《楞严经》曰：开眼见明，名为见外，闭眼见暗，名为见内。《荀子》曰：浊明外景，清明内景。意同。坐久腹空，似可进食，亦勿辄食，以扰胃气。《内经》曰：胃不和则卧不安。或略进汤食以暖之。酒更不可饮，气血入夜而伏，酒性动散，两相妨也。夜不食姜亦此意。

剪烛夜话，此少壮之常，老年若不检束，愈谈笑愈不倦，神气浮动，便觉难以收摄。《鲍氏皇极经世注》曰：人之神，昼在心，夜在肾。盖肾主纳气，谈笑则气不纳，气不纳则神不藏，所以终夜无寐，谈笑亦足致之。

夜以更点为候，如更点无闻，何所取准？拈香一炷，或两炷，随其坐之久暂，令每夜同之，则气血之动定有常，入寝始觉安然。四时夜有长短，各酌其宜可也。

予尝有《秋夜诗》云：薄醉倦来禁不得，月光窥牖引人看。凡值月明时，推窗看月，事所恒有，然呼吸间易感风露，为从暖室中顿受凉气耳。《内经》曰：因于风露，乃生寒热。秋月弥佳，尤宜戒看。

夏夜时刻甚短，即早卧仅及冬夜之半，陈传良诗所谓“短夜得眠常不足”。纵未就枕，只宜寝室中坐少顷。

至若风檐露院，凉爽宜人，非不快意。但夜气暗寝，每为病根所伏。大凡快意处，即是受病处。老年人随事预防，当于快意处发猛省，又不独此夜坐纳凉之一节也。

夜坐乃凝神于静，所以为寐计耳，按《紫岩隐书》曰：每夜欲睡时，绕室行千步，始就枕。其说却与坐相反，盖行则身劳，劳则思息，动极而返于静，亦有其理。首篇论安寝，愚谓有操纵二法，此夜坐是以静求静，行千步是以动求静，于操纵意相参，可以体验得之。

卷二

燕　居

养静为摄生首务。五官之司，俱属阳火，精髓血脉，则阴精也，阴足乃克济阳。《内经》曰：阴精所奉其人寿，阳精所降其人夭。降者降服之降，阴不足而受阳制，立见枯竭矣。养静所以养阴，正为动时挥运之用。

《显道经》曰：骨涌面白，血涌面赤，髓涌面黄，肌涌面黑，精涌面光，气涌面泽。光泽必根乎精气，所谓睟然见于面也。按"精气"二字俱从米，是精气又必资乎米。调停粥饭，饥饱适时，生精益气之功孰大焉？

《记·王制》云：九十饮食不离寝。寝谓寝处之所，乃起居卧室之意。如年未九十，精力衰颓者，起居卧室，似亦无不可。少视听，寡言笑，俱足宁心养神，即却病良方也。《广成子》曰：无视无听，抱神以静，形将自正。

心者神之舍，目者神之牖。目之所至，心亦至焉。《阴符经》曰：机在目。《道德经》曰：不见可欲，使心不乱。平居无事时，一室默坐，常以目视鼻，以鼻对脐，调匀呼吸，毋间断，毋矜持，降心火入于气海，自觉遍体和畅。

《定观经》曰：勿以涉事无厌，故求多事，勿以处喧无恶，强来就喧。盖无厌无恶，事不累心也。若多事就喧，心即为事累矣。《冲虚经》曰：务外游，不如务内观。

心不可无所用，非必如槁木、如死灰，方为养生之道。静时固戒动，动而不妄动，亦静也。道家所谓"不怕念起，惟怕觉迟"。至于用时戒杂，杂则分，分则劳，惟专则虽用不劳，志定神凝故也。

人借气以充其身，故平日在乎善养，所忌最是怒，怒心一发，则气逆而不顺，窒而不舒，伤我气，即足以伤我身。老年人虽事值可怒，当思事与身孰重，一转念间，可以涣然冰释。

寒暖饥饱，起居之常。惟常也，往往易于疏纵。自当随时审量，衣可加即加，勿以薄寒而少耐；食可置即置，勿以悦口而少贪。《济生编》曰：衣不嫌过，食不嫌不及。此虽救偏之言，实为得中之论。

春冰未泮，下体宁过于暖，上体无妨略减，所以养阳之生气；棉衣不可顿加，少暖又须暂脱。北方语曰：若要安乐，不脱不着。南方语曰：若要安乐，频脱频着。

夏月冰盘，以阴乘阳也。冬月围炉，以阳乘阴也。阴阳俱不可违时，《内经》曰：智者之养生也，必顺四时而调寒暑。然冬寒犹可近火，火在表也；夏热必戒纳凉，凉入里也。

《济世仁术编》曰：手心通心窍，大热时，以扇急扇手心，能使遍体俱凉。愚谓不若谚语云：心定自然凉。“心定”二字可玩味。

省　心

六淫之邪，其来自外，务调摄所以却之也，至若七情内动，非调摄能却。其中喜怒二端，犹可解释，倘事值其变，忧思悲恐惊五者，情更发于难遏。要使心定则情乃定，定其心之道何如？曰安命。

凡人心有所欲，往往形诸梦寐，此妄想惑乱之确证。老年人多般涉猎过来，其为可娱可乐之事，滋味不过如斯，追忆间，亦同梦境矣。故妄想不可有，并不必有，心逸则日休也。

世情世态，阅历久，看应烂熟，心衰面改，老更奚求？谚曰：求人不如求己。呼牛呼马，亦可由人，毋少介意，少介意便生忿，忿便伤肝，于人何损？徒损乎己耳。

少年热闹之场，非其类则弗亲。苟不见几知退，取憎而已。至于二三老友，相对闲谈，偶闻世事，不必论是非，不必较长短，慎尔出话，亦所以定心气。

《语》云：及其老也，戒之在得。财利一关，势难打破，亦念去日已长，来日已短，虽堆金积玉，将安用之？然使恣意耗费，反致奉身匮乏，有待经营，此又最苦事，故节俭二字，始终不可忘。

衣食二端，乃养生切要事。然必购珍异之物，方谓于体有益，岂非转多烦扰？食但慊其心所欲，心欲淡泊，虽肥浓亦不悦口。衣但安其体所习，鲜衣华服，与体不相习，举动便觉乖宜。所以食取称意，衣取适体，即是养生之妙药。

凡事择人代劳，事后核其成可也，或有必亲办者，则毅然办之，亦有可姑置者，则决然置之。办之所以安心，置之亦所以安心，不办又不置，终日往来萦怀，其劳弥甚。

老年肝血渐衰，未免性生急躁。旁人不及应，每至急躁益甚，究无济于事也。当以一“耐”字处之，百凡自然就理，血气既不妄动，神色亦觉和平，可养身兼养性。

年高则齿落目昏，耳重听，步蹇涩，亦理所必致，乃或因是怨嗟，徒生烦恼。须知人生特不易到此地位耳！到此地位，方且自幸不暇，何怨嗟之有？

寿为五福之首，既得称老，亦可云寿，更复食饱衣暖，优游杖履，其获福亦厚矣。人世间境遇何常，进一步想，终无尽时；退一步想，自有余乐。《道德经》曰：知足不辱，知止不殆，可以长久。

身后之定论，与生前之物议，己所不及闻，不及知，同也。然一息尚存，必无愿人毁己者，身后亦犹是耳。故君子疾没世而名不称，非务名也，常把一名字着想，则举动自能检饬，不至毁来，否即年至期颐，得遂考终，亦与草木同腐。《道德经》曰：死而不亡者寿。谓寿不徒在乎年也。

见　　客

《记·王制》曰：七十不与宾客之事。盖以送迎仆仆，非老年所能胜，若夫来而不往，《记》以为非礼，岂所论于老年！予尝有《扫径诗》云：积闲成懒痼难砭，扫径欣看客迹添；若要往来拘礼法，尔音金玉亦无嫌。

见客必相揖，礼本不可废，但恐腰易作酸，此礼竟宜捐弃。腰为肾之府，肾属水，水动则生波。又按《蠡海集》云：肺居上，肝居下，一鞠躬则肺俯肝仰矣。故嵇康言：礼岂为我辈设？愚谓：揖岂为老年设？

客至进茶，通行之礼，茶必主客各一，谓主以陪客也。老年交好来往，定皆习熟，止以佳茗进于客可耳，若必相陪，未免强饮。或谓设而不饮亦可，又安用此虚文？

老年人着衣戴帽，适体而已，非为客也。热即脱，冷即着，见客不过便服。如必肃衣冠而后相接，不特脱着为烦，寒温亦觉顿易，岂所以适体乎？《南华经》曰：是适人之适，而不自适其适者也。倘有尊客过访，命阍人婉辞也可。

凡客虽盛暑，其来也必具衣冠，鹄立堂中。俟主人衣冠而出，客已热不能胜。当与知交约，主不衣冠，则客至即可脱冠解衣，本为便于主，却亦便于客。

喜谈旧事，爱听新闻，老人之常态，但不可太烦，亦不可太久，少有倦意而止。客即在座，勿用周旋。如张潮诗所云“我醉欲眠卿且去”可也。大呼大笑，耗人元气，对客时亦须检束。

往赴筵宴，周旋揖让，无此精力，亦少此意兴，即家有客至，陪坐陪饮，强以所不欲，便觉烦苦。至值花晨月夕，良友欢聚，偶尔开樽设馔，随兴所之可也，毋太枯寂。

庆吊之礼，非老年之事。自应概为屏绝。按：礼重居丧。《曲礼》犹曰：七十惟衰麻在身，饮酒食肉处于内。又《王制》曰：八十齐丧之事弗及也。况其他乎？

出　门

邵子自言四不出：大风、大雨、大寒、大热也。愚谓非特不可出门，即居家亦当密室静摄，以养天和。大雷大电，尤当缄口肃容，敬天之怒。如值春秋佳日，扶杖逍遥，尽可一抒沈郁之抱。

偶然近地游览，茶具果饵，必周备以为不时之需，置食簏，竹编如盒，叠作数层，外以环约之，使一手可提。《记·王制》曰：膳饮从于游，乃兼具酒食，如近地亦非必备。

春秋寒暖不时，即近地偶出，绵夹衣必挈以随身。往往顷刻间气候迥异，设未预备，乍暖犹可，乍凉即足为患。

乘兴而出，不过迩在村郭间，可泛小舟，舟前后必障蔽。乐天诗所谓“一茎竹篙剔船尾，两幅青幕覆船头”也。舟中不能设椅，屹坐摇杌，殊觉不宁，制环椅无足，平置舟板上，与坐环椅无别。居家时不妨移置便榻，亦堪小坐。

舟中另置褥，厚而狭者，可坐可卧。另置枕，短而高者，可靠手，可枕首。微觉懒倦，有此则坐卧胥安。

足力尚健者，备游山鞋。每制必二緉，上山则底前薄后厚，下山则底前厚后薄，趁宜而着，命童子携之。古人有登山屐，去屐前齿，亦此意。

折叠凳，游具也，四足，两两交加，边则但具前后，以木棉缕绷为面，软而可折，今俗称马踏子。其制仿自前明，见《三才图会》。予诗有"稳坐看山杈当榻，不妨折叠入游囊"之句。凡出门，命携以相随，足力倦即堪少坐，不必专为游山也。

太白诗：饭颗山头逢杜甫，头戴笠子日卓午。又东坡戴笠行雨中，绘《笠屐图》。笠为古人所恒用，御雨兼障日。夏秋之初，或倚杖而出，亦可预办。制以棕与藤，俱嫌少重。竹为骨，帛纱蒙上，似较轻便，另用纱二寸许，垂于笠边，谓之笠檐，亦堪障日。

老年出不远方，无过往来乡里。《曲礼》曰：行役以妇人。谓设有不得已而远行，所以虑之周也。以妇人者，妇人举动柔和，故用之。然此亦古人优体衰羸，不嫌过于委曲。苟有勤谨童仆，左右习惯者，未始不可用。

远道行李，必作信宿计。各项周备外，其要尤在床帐。办阔大折叠凳二其制见前，或棕绷之，或皮绷之，两凳相接而排，长广恰如床式。闻军营中多用此，帐用有骨子可以架起者制详四卷帐内。

严冬远出，另备帽，名将军套。皮制边，边开四口，分四块，前边垂下齐眉，后边垂下遮颈，旁边垂下遮耳及颊。偶欲折上，扣以纽，仍如整边。趁寒趁暖，水陆俱当。

防　　疾

心之神发于目，肾之精发于耳。《道德经》曰：五色令人目盲，五音令人耳聋。谓淆乱其耳目，即耗敝其精神。试于观剧时验之，静默安坐，畅领声色之乐，非不甚适，至歌阑舞罢，未有不身疲力倦者，可恍悟此理。

久视伤血，久卧伤气，久坐伤肉，久立伤骨，久行伤筋，此《内经》五劳所伤之说也。老年惟久坐久卧不能免，须以导引诸法，随其坐卧行之导引有睡功、坐功，见本卷末。使血脉流通，庶无此患。

男女之欲，乃阴阳自然之道。《易·大传》曰：天地絪缊，男女构精是也。然《传》引损卦爻辞以为言，损乃损刚益柔之象，故自然之中，非无损焉。老年断欲，亦盛衰自然之道，“损”之爻辞曰：窒欲是也，若犹未也。自然反成勉强，则损之又损，必至损年。

五脏俞穴，皆会于背，夏热时，有命童仆扇风者，风必及之，则风且入脏，贻患非细，有汗时尤甚。纵不免挥扇，手自挥动，仅及于面，犹之御风而行，俱为可受。静坐则微有风来，便觉难胜。动阳而静阴，面阳而背阴也。

时疫流行，乃天地不正之气。其感人也，大抵由口鼻入。吴又可论曰：呼吸之间，外邪因而乘之，入于膜原是也，彼此传染，皆气感召。原其始，莫不因风而来。《内经》所谓“风者，善行而数变”。居常出入，少觉有风，即以衣袖掩口鼻，亦堪避疫。

窗隙门隙之风，其来甚微，然逼于隙而出，另有一种冷气，分外尖利，譬之暗箭焉，中人于不及备，则所伤更甚。慎毋以风微而少耐之。

酷热之候，俄然大雨时行，院中热气逼入于室，鼻观中并觉有腥气者，此暑之郁毒，最易伤人。《内经》曰：夏伤于暑，秋为痎疟。须速闭窗牖，毋使得入，雨歇又即洞开，以散室中之热。再如冷水泼地，亦有暑气上腾，勿近之。

饱食后不得急行，急行则气逆，不但食物难化，且致壅塞。《内经》所谓“浊气在上，则生䐜胀”。饥不得大呼大叫，腹空则气既怯，而复竭之，必伤肺胃。五脏皆禀气于胃，诸气皆属于肺也。

凡风从所居之方来，为正风。如春东风，秋西风，其中人也浅。从冲后来为虚风，如夏北风，冬南风，温凉因之顿异，伤人最深，当加以调养，以补救天时。凉即添衣，温毋遽脱，退避密室，勿犯其侵。

三冬天气闭，血气伏，如作劳出汗，阳气渗泄，无以为来春发生之本，此乃致病之原也。春秋时大汗，勿遽脱衣。汗止又须即易，湿气侵肤亦足为累。

石上日色晒热，不可坐，恐发臀疮，坐冷石恐患疝气。汗衣勿日曝，恐身长汗斑。酒后忌饮茶，恐脾成酒积。耳冻勿火烘，烘即生疮。目昏勿洗浴，洗浴必添障。凡此日用小节，未易悉数，俱宜留意。

慎　药

老年偶患微疾，加意调停饮食，就食物中之当病者食之。食亦宜少，使腹常空虚，则经络易于转运，元气渐复，微邪自退，乃第一要诀。

药不当病，服之每未见害，所以言医易，而医者日益多。殊不知既不当病，便隐然受其累。病家不觉，医者亦不自省。愚谓微疾自可勿药有喜，重病则寒凉攻补，又不敢轻试。谚云：不服药为中医。于老年尤当。

病有必欲服药者，和平之品甚多，尽可施治。俗见以为气血衰弱，攻与补皆用人参。愚谓人参不过药中一味耳，非得之则生，弗得则死者，且未必全利而无害，故可已即已。苟审病确切，必不可已，宁谓人参必戒用哉！

凡病必先自己体察，因其自现之证，原其致病之由，自顶至踵，寒热痛痒何如，自朝至暮，起居食息何如，则病情已得，施治亦易。至切脉又后一层事，所以医者在乎问之详，更在病者告之周也。

方药之书，多可充栋，大抵各有所偏，无不自以为是。窃考方书最古者，莫如《内经》，其中所载方药，本属无多，如不寐用半夏秫米汤，鼓胀用鸡矢醴，试之竟无效，他书可知。总之同一药，而地之所产各殊。同一病，而人之禀气又异。更有同一人，同一病，同一药，而前后施治，有效有不效。乃欲于揣摩仿佛中求其必当，良非易事，方药之所以难于轻信也。

《本草》所载药品，每日服之延年，服之长生，不过极言其效而已，以身一试可乎？虽扶衰补弱，固药之能事，故有谓治已病，不若治未病。愚谓以方药治未病，不若以起居饮食调摄于未病。

凡感风感寒暑，当时非必遽病。《内经》所谓邪之中人也，不知于其身，然身之受风受寒暑，未有不自知，病虽未现，即衣暖饮热，令有微汗，邪亦可从汗解。《道德经》曰：夫惟病病，是以不病。

病中食粥，宜淡食，清火利水，能使五脏安和，确有明验，患泄泻者尤验。《内经》曰：胃阳弱而百病生，脾阴足而万邪息，脾胃乃后天之本，老年更以调脾胃为切要。

人乳汁，方家谓之为白朱砂，又曰仙人酒。服食法：以瓷碗浸滚水内，候热，挤乳入碗，一吸尽之，勿少冷。又法：以银锅入乳，烘干成粉，和以人参末，丸如枣核大，腹空时噙化两三丸。老人调养之品，无以过此。此则全利而无害，然非大有力者不能办。

程子曰：我尝夏葛而冬裘，饥食而渴饮，节食欲，定心气，如斯而已矣。盖谓养生却病，不待他求，然定心气，实是最难事，亦是至要事。东坡诗云“安心是药更无方”。

术家有延年丹药之方，最易惑人。服之不但无验，必得暴疾。其药大抵锻炼金石，故峻厉弥甚。《列子》曰：禀生受形，既有制之者矣。药石其如汝乎？或有以长生之说问程子，程子曰：譬如一炉火，置之风中则易过，置之密室则难过。故知人但可以久生，而不能长生。老年人惟当谨守烬余，勿置之风中可耳。

消　　遣

笔墨挥洒，最是乐事，素善书画者，兴到时，不妨偶一为之。书必草书，画必兰竹，乃能纵横任意，发抒性灵，而无拘束之嫌。饱食后不可捉笔，俯首倚案，有碍胃气，如因应酬促逼，转成魔障。

棋可遣闲，易动心火。琴能养性，嫌磨指甲。素即擅长，不必自为之，幽窗邃室，观弈听琴，亦足以消永昼。

能诗者偶尔得句，伸纸而书，与一二老友共赏之，不计工拙，自适其兴可也。若拈题或和韵，未免一番着意。至于题照，及寿言挽章，概难徇情。

法书名画，古人手迹所存，即古人精神所寄，窗明几净，展玩一过，不啻晤对古人，谛审其佳妙，到心领神会处，尽有默默自得之趣味在。

院中植花木数十本，不求名种异卉，四时不绝便佳，呼童灌溉，可为日课，玩其生意，伺其开落，悦目赏心，无过于是。

鹤，野鸟也，性却闲静。园圃宽阔之所即可畜。去来饮啄，任其自如，对之可使躁气顿蠲。若笼画眉，架鹦鹉，不特近俗，并烦调护，岂非转多一累。

阶前大缸贮水，养金鱼数尾，浮沉旋绕于中，非必池沼，然后可观。闲伫时观鱼之乐，即乐鱼之乐，既足怡情，兼堪清目。

拂尘涤砚，焚香烹茶，插瓶花，上帘钩，事事不妨身亲之，使时有小劳，筋骸血脉，乃不凝滞。所谓流水不腐，户枢不蠹也。

导　　引

导引之法甚多，如八段锦、华佗五禽戏、娑罗门十二法、天竺按摩诀之类，不过宣畅气血，展舒筋骸，有益无损。兹择老年易行者附于下，分卧功、立功、坐功三项。至于叩齿咽津，任意为之可也。修炼家有纳气通三关、结胎成丹之说，乃属左道，毋惑。

仰卧，伸两足，竖足趾，伸两臂，伸十指，俱着力向下，左右连身牵动数遍。

仰卧，伸左足，以右足屈向前，两手用力攀至左，及胁；攀左足同，轮流行。

仰卧，竖两膝，膝头相并，两足向外，以左右手各攀左右足，着力向外数遍。

仰卧，伸左足，竖右膝，两手兜住右足底，用力向上，膝头至胸；兜左足同。轮流行。

仰卧，伸两足，两手握大拇指，首着枕，两肘着席，微举腰摇动数遍。

正立，两手叉向后，举左足空掉数遍；掉右足同。轮流行。

正立，仰面昂胸，伸直两臂，向前，开掌相并，抬起，如抬重物，高及首，数遍。

正立，横伸两臂，左右托开，手握大拇指，宛转顺逆摇动，不计遍。

正立，两臂垂向前，近腹，手握大拇指，如提百钧重物，左右肩俱耸动，数遍。

正立，开掌，一臂挺直向上，如托重物，一臂挺直向下，如压重物，左右手轮流行。

趺坐，擦热两掌，作洗面状，眼眶、鼻梁、耳根，各处周到，面觉微热为度。

趺坐，伸腰，两手置膝，以目随头左右瞻顾，如摇头状，数十遍。

趺坐，伸腰，两臂用力，作挽硬弓势，左右臂轮流互行之。

趺坐，伸腰，两手仰掌，挺肘用力，齐向上，如托百钧重物，数遍。

趺坐，伸腰，两手握大拇指作拳，向前用力，作搥物状，数遍。

趺坐，两手握大拇指向后托实坐处，微举臀，以腰摆摇数遍。

趺坐，伸腰，两手置膝，以腰前扭后扭，复左侧右侧，全身着力，互行之，不计遍。

趺坐，伸腰，两手开掌，十指相叉，两肘拱起，掌按胸前，反掌推出，正掌挽来，数遍。

趺坐，两手握大拇指作拳，反后搥背及腰，又向前左右交搥臂及腿，取快而止。

趺坐，两手按膝，左右肩，前后交扭，如转辘轳，令骨节俱响，背觉微热为度。

卷三

书 室

学不因老而废，浏览书册，正可借以遣闲，则终日盘桓，不离书室。室取向南，乘阳也。《洞灵经》曰：太明伤魂，太暗伤魄。愚按：魂为阳气之英也，魄为阴体之精也。所谓伤者，即目光可验，如太明就暗，则目转昏，伤其阳也；太暗就明，则目转眯，伤其阴也。又《吕氏春秋》曰：室大多阴，多阴则痿。痿者，喻言肢体懈弛，心神涣散之意。

室中当户，秋冬垂幕，春夏垂帘，总为障风而设。晴暖时，仍可钩帘卷幕，以挹阳光。《内经》曰：风者，百病之始也。又曰：古人避风，如避矢石焉。其危词相儆如此，当随时随地，留意避之。

三秋凉气尚微，垂幕或嫌其密，酌疏密之中，以帘作里，蓝色轻纱作面，夹层制之。日光掩映，葱翠照入几榻间。许丁卯诗所谓“翠帘凝晚香”也，可以养天和，可以清心目。

每日清晨，室中洞开窗户，扫除一遍。虽室本洁净，勿暂辍，否则渐生故气，故气即同郁蒸之气，入于口鼻，有损脾肺。脾开窍于口，肺开窍于鼻也。古人扫必先洒水，湿日积，似亦非宜。严冬取干雪洒地而扫，至佳。常时用木屑微润以水，亦能粘拌尘灰，不使飞扬，则倍加洁净。

卑湿之地不可居。《内经》曰：地之湿气，感则害皮肉筋脉。砖铺年久，即有湿气上侵，必易新砖。铺以板，则湿气较微，板上亦可铺毡，不但举步和软，兼且毡能收湿。《春秋左氏传》：晋平公疾，秦伯使医和视之，有“雨淫腹疾”之语。谓雨湿之气，感而为泄泻。故梅雨时，尤宜远湿。

南北皆宜设窗，北则虽设常关，盛暑偶开，通气而已。渊明常言五六月中，北窗下卧，遇凉风暂至，自谓是羲皇上人，此特其文辞佳耳，果如此，入秋未有不病者，毋为古人所愚。

窗作左右开阖者，槛必低，低则受风多。宜上下两扇，俗谓之和合窗，晴明时挂起上扇，仍有下扇作障。虽坐窗下，风不得侵。窗须棂疏则明，糊必以纸则密。

三冬日行南陆，光入窗牖，最为可爱。如院中东西墙峻，日已出而窗未明，日方斜而窗顿暗。惟两旁空阔，则红日满窗，可以永昼。予尝作园居诗，有“好是东西墙放短，白驹挽得驻疏棂”之句。

室前庭院宽大，则举目开朗，怀抱亦畅。更须树阴疏布，明暗适宜，如太逼室，阳光少而阴气多，易滋湿蒸入室之弊。北向院小，湿蒸弥甚，坐榻勿近之。

长夏院中，阳光照灼，蓝色布为幄以障之，妥矣。微嫌光犹曜目，不若荻帘漏影，兼得通风。或剪松枝带叶作棚，时觉香自风来，更妙。如以席蓬遮蔽，非不幽邃，然久居于中，偶见日色，反易受暑。

高楼下日不上逼，其西偏者，日过午即影移向东。三伏时可以暂迁书室于此，兼令檐下垂帘，院中障日，南窗向明而时启，北牖虽设而常关，起居其中，尽堪销夏。

书　几

几，犹案也，桌也，其式非一。书几乃陈书册，设笔砚，终日坐对之几，长广任意。而适于用者，必具抽替二三，以便杂置文房之物。抽替不可深，深不过二寸许，太深未免占下地位，坐必碍膝。或左右作抽替而空其坐处，则深浅俱可。

檀木瘿木，作几极佳，但质坚不能收湿，梅雨时往往蒸若汗出，惟香楠无此弊。或以漆微揩之，其弊仍不免矣。有黑漆退光者，杜少陵诗所谓“拂拭乌皮几”是也。口鼻呼吸，几面即浮水气，着手有迹，粘纸污书，不堪书几之用。

几上文具罗列，另以盘陈之，俗称多陈盘。或即于几边上作矮栏，勿雕饰，高不过寸，前与两旁，三面相同，其两旁栏少短，仅及几之半，则手无障碍。以此杂陈文具，得有遮拦，较胜于盘。

大理石，肇庆石，坚洁光润，俱可作几面，暑月宜之。又有以洋玻璃作几面，檀木镶其边，锡作方池承其下，养金鱼及荇藻于其中，静对可以忘暑。

冬月以毡铺几，非必增暖，但使着手不冷，即觉和柔适意。苏子由诗:“细毡净几读文史。”《汉旧仪志》云：冬月加绨锦于几，谓之绨几。则铺毡便可谓之毡几。夏月铺以竹席，《书·顾命》曰：敷重笋席。注：竹席也。古设以坐，今铺于几，取其凉滑，缘以边，边下垂檐数寸，乃不移动，亦可为几饰。

《记·玉藻》曰：君子居恒当户。谓向明而坐也。凡设书几，向南偏着东壁为当。每有向南之室，设书几向西者，取其作字手迎天光，此又随乎人事之便。位置之宜，非必泥古。予旧有自题书室诗：萝薜缘墙松倚天，园居爱此最幽偏；面西一几南窗下，三十年来坐榻穿。忆予春秋二十有八，始起居此室，自今计之，几五十年，几榻未尝少更也。

几下脚踏矮凳，坐时必需。凳之制，大抵面作方棂，仅供脚踏而已。当削而圆之，宽着其两头，如辘轳可以转动。脚心为涌泉穴，使踏处时时转动，心神为之流畅，名滚脚凳。或几足下，四周镶作辘轳式，宽如几面，更觉踏处舒展。

坐 榻

有卧榻宽而长者，有坐榻仅可容身。服虔《通俗文》曰：榻者，言其塌然近地也。常坐必坐榻乃适。元微之诗：望山移坐榻。轻则便于移也，因其后有靠，旁有倚，俗通称为椅子，亦曰环椅。椅面垫贵厚，冬月以小条褥作背靠，下连椅垫铺之，皮者尤妙。

卧榻亦可坐，盘膝跏趺为宜。背无靠，置竖垫，灯草实之，则不下坠。旁无倚，置隐囊左右各一，不殊椅之有靠有环也。隐囊似枕而高，俗曰靠枕。《颜氏家训》曰：梁朝全盛时，贵游子弟，坐棋子方褥，凭班丝隐囊。

环椅之上，有靠有倚，趺坐更适。但为地有限，不能容膝，另备小杌，与椅高低相等者，并于椅之前，上铺以褥，坐极宽平，冬月最宜，偶欲正坐，去机甚便。

有名醉翁椅者，斜坦背后之靠而加枕，放直左右之环而增长。坐时伸足，分置左右，首卧枕，背着斜坦处，虽坐似眠。偶倦时，可以就此少息。

有名飞来椅者，卧榻上背靠也，木为框，穿以藤，无面无足，如镜架式。其端圆似枕，可枕首。后有横干架起，作高低数级，惟意所便，似与竖垫相类，用各有宜。

安置坐榻，如不着墙壁，风从后来，即为贼风。制屏三扇，中高旁下，阔不过丈，围于榻后，名山字屏。放翁诗“虚斋山字屏”是也，可书座右铭或格言粘于上。

《李氏一家言》有暖椅式，脚下四围镶板，中置炉火，非不温暖，但老年肾水本亏，肾恶燥，何堪终日熏灼。北地苦寒，日坐暖炕，亦只宜于北地。又有凉机式，机下锡作方池，以冷水注之，尤属稚气。

杖

杖曰扶老，既可步履借力，且使手足相顾，行不急躁。其长须高过于头一尺许，则出入门户，俾有窒碍，可以留心检点，虽似少便，荀子曰：便者，不便之便也。古人制作，盖有深意在。

《记·王制》曰：五十杖于家，六十杖于乡，七十杖于国，八十杖于朝。礼所当用，用之可也，毋强作少壮，弃置弗问。

杖用竹，取其轻而易举，故扶杖必曰扶邛，亦曰扶筇。按：邛竹，产蜀之邛州，根有三岐为异。又节高如鹤膝者，出蜀之叙州，为筇竹。竹类不一，质厚始坚，乃当于用。藤亦可为杖，产两广者佳。有谓藤不及竹，其质较重，有谓竹亦不及藤，年久则脆而易折，物无全用，大抵如是。

《周礼》：伊耆氏掌王之齿杖，谓赐老者杖也。《后汉书》：民年七十授杖，其端以鸠鸟为饰。鸠者，不噎之鸟也。欲老人饮食不噎，即祝哽祝噎之意。尝见旧铜鸠，朱翠斓斑，的是汉时杖头物。盖古以铜为之，窃意琢以玉，雕以香，俱可，非定用铜也。杖之下，须以铜镶，方耐用，短则镶令长二三寸亦可，下必微锐，着地不滑。

近时多用短杖，非杖也。其长与腰齐，上施横干四五寸，以便手执，名曰拐。取梅柘条，老而坚致，天然有歧出可执者为佳。少壮俱携以游山及行远道，颇借其力。若老年或散步旷野，或闲立庭除，偶一携之。然恒情喜便易而厌委屈，往往用拐不用杖，制作之本意，恐渐就湮也。

杖头下可悬备用物，如阮修以钱挂杖，所谓杖头钱是也，其式以铜圈钉于杖头下，相去约五六寸，物即缚于圈。有以小瓶插时花，为杖头瓶。《抱朴子》曰：杖悬葫芦，可贮丹药。又《五岳图》：入山可辟魑魅。

杖有铭，所以寓劝戒之意，古人恒有之。予尝自铭其竹杖曰：左之左之，毋争先，行去自到兮，某水某山。所谓左之者，扶杖当用左手，则右脚先向前，杖与左脚随其后，步履方为稳顺，扶拐亦然。予近得邛竹杖，截为拐，根有三歧，去其一，天然便于手执，恰当邛竹之用。或不与削圆方竹同讥也，取《易》履卦九二之爻辞，镌于上曰：履道坦坦，幽人贞吉。

衣

衣服有定制，邵子曰：为今人，当服今时之衣，惟长短宽窄，期于适体，不妨任意制之，其厚薄酌乎天时。绵与絮所用各异，大抵初冬需薄绵，不如絮之薄而匀。严冬需厚絮，不如绵之厚而软。按，《急就篇》注曰：新者为绵，故者为絮。今俗以茧丝为绵，木棉为絮。木棉，树也，出岭南，其絮名吉贝，江淮间皆草本，通谓之木棉者，以其为絮同耳。放翁诗：奇温吉贝裘。东坡诗：江东贾客木棉裘。盖不独皮衣为裘，絮衣亦可名裘也。

虞夏商周，养老各异其衣，见诸《礼记》。要之温暖适体则一也。如今制有口衣，出口外服之，式同袍子，惟袖平少宽，前后不开骻，两旁约开五六寸，俗名之曰一箍圆，老年御寒皮衣，此式最善。极寒时再办长套，表毛于外穿之。古人着裘，必以毛向外。裘之外加衣曰裼。

皮衣毛表于外，当风则毛先受之，寒气不透里也。如密室静坐无取此，且多着徒增其重。另置大袄，衬入一箍圆内，其长略相等，细里细面，上半厚装绵，下半薄装絮，四边缝联，则暖气不散，温厚同于狐貉，而轻软过之。晋谢万曰“御寒无复胜绵”者，洵非虚语，特非所论于当风耳。

方春天气和暖，穿夹袄如常式，若衬入袍子内，制半截者，前后两幅，斜裁而倒合之，下阔上狭以就腰，联其半边，系以带如裙，亦似古人下裳之意。欲长欲短，可随系带之高下。有作半截夏衫，联上截以钮扣，又有以纱葛作一箍圆，此皆应酬所需，不称老年之服。

隋制有名貉袖者，袖短身短，圉人服之。盖即今之马褂，取马上便捷。家居之服，亦以便捷为宜。仿其裁制，胸前加短襟，袖少窄，长过肘三四寸，下边缝联，名曰紧身，随寒暖为加外之衣。夹与棉与皮必俱备，为常服之最适。

式如被幅，无两袖，而总折其上以为领，俗名一口总，亦曰罗汉衣。天寒气肃时，出户披之，可御风，静坐亦可披以御寒。《世说》：王恭披鹤氅行雪中。今制盖本此，故又名氅衣，办皮者为当。

肺俞穴在背。《内经》曰：肺朝百脉，输精于皮毛。不可失寒暖之节，今俗有所谓背搭，护其背也，即古之半臂，为妇人服，江淮间谓之绰子。老年人可为乍寒乍暖之需，其式同而制小异，短及腰，前后俱整幅，以前整幅作襟，仍扣右肩下。衬襟须窄，仅使肋下可缀扣，则平匀不堆垛，乃适寒暖之宜。

领衣同半臂，所以缀领，布为之，则涩而不滑，领无上耸之嫌。钮扣仍在前两肋下，前后幅不用缉合，以带一头缝着后幅，一头缀钮，即扣合前幅，左右同，外加衣。欲脱时，但解扣，即可自衣内取出。

夏虽极热时，必着葛布短半臂，以护其胸背。古有两当衫，谓当胸当背，亦此意。须多备数件，有汗即更。晚间亦可着以就寝，习惯不因增此遂热。

冬夜入寝，毋脱小袄，恐易着冷。装绵薄则反侧为便，式如紧身，袖小加长而已。《左传》：衷其衵服，以戏于朝。注曰：衵音日，近身衣。《说文》曰：日日所常服也，即小袄之类。

衬衣亦曰汗衫，单衣也。制同小袄，着体服之。衫以频浣取洁，必用杵捣。《升庵外集》云：直舂曰捣。今易作卧杵捣之，取其便也。既捣微浆，候半干叠作小方，布裹其外，复用杵捣，使浆性和柔，则着体软滑。有生姜取汁浣衫者，疗风湿寒嗽诸疾。

帽

《通典》曰：上古衣毛冒皮，则帽名之始也。阳气至头而极，宁少冷，毋过热。狐貂以制帽，寒甚方宜。若冬月常戴，恐遏抑阳气，未免眩晕为患。入春为阳气宣达之时，尤不可以皮帽暖之。《内经》谓春夏养阳，过暖则遏抑太甚，如遏抑而致汗，又嫌发泄矣，皆非养阳之道。帽顶红纬，时制也，少为宜，多则嫌重。帽带或可省，老年惟取简便而已。

脑后为风门穴，脊梁第三节为肺俞穴，易于受风，办风兜如毡雨帽以遮护之。不必定用毡制，夹层细制亦可。缀以带二，缚于颔下。或小钮作扣，并得密遮两耳。家常出入，微觉有风，即携以随身，兜于帽外。《瞿佑诗话》云：元废宋故宫为寺，西僧皆戴红兜，盖亦用以障风者。

《周礼》天官掌皮，共毳毛为毡。《唐书·黠戛斯传》：诸下皆帽白毡。《辽史》臣僚戴毡冠。今山左张秋镇所出毡帽，羊毛为之，即本于古。有质甚软者，乍戴亦似与首相习，初寒最宜，渐寒镶以皮边，极寒添以皮里。各制而酌用之，御冬之帽，殆无过此。

幅巾能障风，亦能御寒。裁制之式，上圆称首，前齐眉贴额，额左右有带，系于脑后，其长覆及肩背。巾上更戴皮帽亦可。又有截幅巾之半，缀于帽边下，似较简便。唐舆服制，有所谓帷帽，此仿佛似之。《后汉书》云：时人以幅巾为雅，用全幅皂而向后，不更着冠，但幅巾束首而已。按：全幅不裁制，今俗妇人用之，古以为雅，今异宜也。

乍凉时需夹层小帽，亦必有边者。边须软，令随手可折，则或高或下，方能称意。又有无边小帽，按，《蜀志》：王衍晚年，俗竞为小帽，仅覆其顶，俯首即坠，谓之危脑帽，衍以为不祥，禁之。今小帽无边者，盖亦类是。

梁有空顶帽，隋有半头帻，今儿童帽箍，大抵似之。虚其顶以达阳气，式最善。每见老年，仿其式以作睡帽，窃意春秋时家常戴之，美观不足，适意有余。

带

带之设，所以约束其服，有宽有狭，饰以金银犀玉，不一其制，老年但取服不散漫而已，用径寸大圈，玉与铜俱可，以皂色䌷半幅，一头缝住圈上，围于腰；

一头穿于圈内，宽紧任意勒之，即将带头压定腰旁，既无结束之劳，又得解脱之便。

有用钩子联络者，不劳结束，似亦甚便，《吴书》所谓钩络带类是；但腰间宽紧，惟意所适，有时而异，钩子虽可作宽紧两三层，终难恰当，未为适意之用。

古人轻裘缓带，缓者宽也；若紧紧束缚，未免腰间拘板，少壮整饬仪容，必紧束垂绅，方为合度。老年家居，宜缓其带，则营卫流行，胸膈兼能舒畅。《南华经》曰：忘腰带之适也。又放翁诗云：宽腰午饷余。

或制腰束以代带，广约四五寸，作夹层者二，缉其下缝，开其上口，并可代囊，围于服外，密缀钮扣，以约束之。《记·玉藻》曰：大夫大带四寸。注：谓广之度也。然则古制有带广四寸者，腰束如之，似亦可称大带。

带可结佩，古人佩觿佩砺，咸资于用。老年无须此，可佩小囊，或要事善忘，书而纳于中，以备省览；再则剔齿签与取耳具，一时欲用，等于急需，亦必囊贮；更擦手有巾，用絺及用紬用皮，随时异宜，具佩于带。老年一物不周，遂觉不适，故小节亦必加详。

袜

袜以细针密行，则絮坚实，虽平匀观美，适足未也，须细里布面，夹层制就，翻入或绵或絮，方为和软适足。又乐天诗云：老遣宽裁袜。盖不特脱着取便，宽则倍加温暖耳。其长宜过膝寸许，使膝有盖护，可不另办护膝。护膝亦曰蔽膝。《内经》曰：膝者筋之府，不可着冷，以致筋挛筋转之患。

绒袜颇暖，出陕西者佳。择其质极软滑者，但大小未必恰当，岂能与足帖然。且上口薄，不足护其膝，初冬可着。或购宽大者，缉以皮里，则能增其暖，膝亦可护。

有连裤袜，于裤脚下，照袜式裁制，絮薄装之。既着外仍加袜，不特暖胜于常，袜以内亦无裤脚堆折之弊。

《内经》曰：阴脉集于足下，而聚于足心。谓经脉之行，三阴皆起于足。所以盛夏即穿厚袜，亦非热不可耐，此其验也。故两足四时宜暖。《云笈七籤》有“秋宜冻足”之说，不解何义。至夏穿絮袜，自必作热，用麻片搥熟，实之即妥，不必他求也。或天气烦热，单与夹袜，俱可暂穿。按：袜制见商代曰角袜，两幅相承，中心系带。今穿单夹袜，亦需带系，乃不下坠。老年只于袜口后，缀一小钮以扣之，可免束缚之痕。

袜内将木瓜曝研，和絮装入，治腿转筋。再则袜底先铺薄絮，以花椒、肉桂研末渗入，然后缉就，乍寒时即穿之，可预杜冻疮作患。或用樟脑，可治脚气。陶弘景曰：腿患转筋时，但呼木瓜名，及书土作木瓜字皆验。此类乎祝由，存其说可耳。

袜外加套，上及于股，所谓套裤，本属马上所用，取其下体紧密。家居办此，亦颇适于体。可单可夹，可绵可皮，随天时之寒暖，作套外之加减。

袜以内更衬单袜，其长必与加外袜等。半截者不堪用。冬月有以羊毛捻线编就，铺中现成售者，亦颇称足，而暖如穿皮，里袜则无藉此。

鞋

鞋即履也，舄也。《古今注》曰：以木置履底，干腊不畏泥湿。《辍耕录》曰：舄本鹊字，舄象取诸鹊。欲人行步知方也，今通谓之鞋。鞋之适足，全系乎底，底必平坦，少弯即碍趾。鞋面则任意为之。乐天尝作飞云履，黑绫为质，素纱作云朵，亦创制也。

用毡制底最佳，暑月仍可着，热不到脚底也。铺中所售布底及纸底，俱嫌坚实。家制布底亦佳。制法：底之向外一层，薄铺絮，再加布包，然后针缉，则着地和软，且步不作声，极为称足。

底太薄，易透湿气，然薄犹可取。晴燥时穿之，颇轻软。若太厚，则坚重不堪穿。唐释清珙诗所谓“老年脚力不胜鞋”也。底之下，有用皮托者。皮质滑，以大枣肉擦之，即涩滞，总不若不用尤妥。

《事物纪原》曰：草谓之屦，皮谓之履。今外洋哈剌八，有底面纯以皮制，内地亦多售者，式颇雅，黄梅时潮湿，即居常可穿，非雨具也。然质性坚重，老年非宜。

鞋取宽紧恰当，惟行远道，紧则便而捷。老年家居宜宽，使足与鞋相忘，方能稳适，《南华经》所谓“忘足履之适”也。古有履用带者，宽则不妨带系之。按：元舆服制，履有二带，带即所以绾履者。

冬月足冷，勿火烘，脱鞋趺坐，为暖足第一法。绵鞋亦当办，其式：鞋口上添两耳，可盖足面。又式：如半截靴，皮为里，愈宽大愈暖，鞋面以上不缝，联小钮作扣，则脱着便。

陈桥草编凉鞋，质甚轻，但底薄而松，湿气易透。暑天可暂着，有棕结者，棕性不受湿，梅雨天最宜。黄山谷诗云：桐帽棕鞋称老夫。又张安国诗云：编棕织蒲绳作底，轻凉坚密稳称趾。俱实录也。

制鞋有纯用棉者，绵捻为条，染以色，面底俱以绵编，式似粗俗，然和软而暖，胜于他制，卧室中穿之最宜，趺坐亦稳贴。东坡诗所谓“便于盘坐作跏趺”也。又《本草》曰：以糯稻秆藉靴鞋，暖足去寒湿气。

暑天方出浴，两足尚余湿气，或办拖鞋，其式有两旁无后跟，鞋尖亦留空隙以通气。着少顷，即宜单袜裹足，毋令太凉。

杂　　器

眼镜为老年必需。《蔗庵漫录》曰：其制前明中叶传自西洋，名叆叇。中微凸，为老花镜。玻璃损目，须用晶者。光分远近，看书作字，各有其宜，以凸之高下别之。晶亦不一，晴明时取茶晶、墨晶，阴雨及灯下，取水晶、银晶。若壮年即用以养目，目光至老不减。中凹者为近视镜。

骨节作酸，有按摩之具曰太平车。或玉石，或檀木，琢为珠，大径寸而匾如算盘珠式，可五可六，钻小孔贯以铁条，折条两头合之，连以短柄，使手可执。酸痛处，令人执柄挼捺，珠动如车轮，故曰太平车。闻喇嘛治病，有推拿法，此亦其具也。

搥背以手，轻重不能调，制小囊，絮实之，如莲房，凡二，缀以柄，微弯，似莲房带柄者，令人执而搥之，轻软称意，名美人拳。或自己手执，反肘可搥，亦便。

隐背，俗名搔背爬。唐李泌“取松樛枝作隐背”是也。制以象牙或犀角，雕作小兜扇式，边薄如爪，柄长尺余。凡手不能到，持此搔之，最为快意。有以穿山甲制者，可搔癣疥，能解毒。

《西京杂记》：广川王发魏襄王冢，得玉唾壶。此唾壶之始也。今家常或瓷或锡，可以多备，随处陈设。至寝时，枕旁尤要。偶尔欲唾，非此不可。有谓远唾不如近唾，近唾不如不唾，此养生家之说。

《黄氏日抄》曰：鬼畏唾。愚谓唾非可畏，盖人之阳气，唾必着力发泄之，阳气所薄，故畏耳。或有此理。养生贵乎不唾，正恐发泄阳气也。

冬寒频以炉火烘手，必致十指燥裂。须银制暖手，大如鹅卵，质极薄，开小孔，注水令满，螺旋式为盖，使不渗漏。投滚水内，有顷取出暖手，不离袖则暖可永日。又有玉琢如卵，手握得暖气，即温和不断。

暑天室有热气，非风不驱。办风轮如纺车式，高倍之，中有转轴，四面插木板扇五六片，令人举柄摇动，满室风生，顿除热气，特不可以身当之耳。《三才图会》谓：军器中有用此置地窖内，扇扬石灰者。

冬用暖锅，杂置食物为最便。世俗恒有之，但中间必分四五格，使诸物各得其味。或锡制碗，以铜架架起，下设小碟，盛烧酒燃火暖之。

深夜偶索汤饮，猝不能办，预备暖壶，制以锡，外作布囊，厚装絮以囊之，纳诸木桶中，暖可竟夜。《博古图》有温酥壶，如胆瓶式，入滚水内化酥者。古用铜，今或用锡。借为暖汤之备，亦顷刻可俟。按《颐生录》曰：凡器铜作盖者，气蒸为滴，食之发疮，则用铜不如用锡，用锡更不如用瓷。

棕拂子，以棕榈树叶，擘作细丝，下连叶柄，即可手执。夏月把玩，以逐蚊蚋，兼有清香，转觉雅于麈尾。少陵有诗云：不堪代白羽，有足驱苍蝇。山野销夏之具，亦不可少此。

卷四

卧　房

室在旁曰房。《相宅经》曰：室中央为洛书五黄，乃九宫尊位，不敢当尊，故卧须旁室。老年宜于东偏生气之方，独房独卧，静则神安也。沈佺期诗云：了然究诸品，弥觉静者安。房以内，除设床之所，能容一几一榻足矣。房以外，令人伺候，亦择老年者，不耽酣睡，闻呼即应乃妥。

《易》言君子洗心以退藏于密，卧房为退藏之地，不可不密。冬月尤当加意，若窗若门，务使勿通风隙。窗阖处必有缝，纸密糊之。《青田秘记》曰：卧房窗取偶，门取奇，合阴阳也。故房门宜单扇，极窄，仅容一身出入，更悬毡幕，以隔内外。按，《造门经》：门之高低阔狭，随房大小方向，另制尺量之。妄断祸福，此假阴阳而神其说，可勿泥。

卧房暗则能敛神聚气，此亦阴阳家之说。《易》随卦之象辞曰：君子以向晦入宴息。卧房必向晦而后入，本无取乎塏爽，但老年人有时起居卧房，暗则有非白昼所宜，但勿宽大，宁取塏爽者。或窗外加帘，酌明暗而上下之也可。

房开北牖，疏棂作窗，夏为宜，冬则否。窗内须另制推板一层以塞之。《诗·豳风》云：塞向墐户。注曰：向，北出牖也。北为阴，阴为寒所从生，故塞以御之也。

冬以板铺地平，诚善。入夏又嫌隔住地气，未免作热，置矮脚凳数张，凳面大三四尺，量房宽窄，铺满于中，即同地平板。夏月去凳，亦属两便。卧房与书室并宜之。

《蠡海集》曰：春之气自下而升，故春色先于旷野；秋之气自上而降，故秋色先于高林。寒气亦自上而降，故子后霜落时，寒必甚，气随霜下也。椽瓦疏漏，必厚作顶板以御之，即长夏日色上逼，亦可隔绝热气。如板薄，仅足承尘而已，徒添鼠窟，以扰夜眠。

窗户虽极紧密，难免针隙之漏，微风遂得潜入。北地御寒，纸糊遍室，则风始断绝，兼得尘飞不到，洁净爽目。老年卧房，可仿而为之。每岁初冬，必重糊一度。

长夏日晒酷烈，及晚尚留热气，风即挟热而来，故卧房只宜清晨洞启窗户，以散竟夜之郁闷。日出后俱必密闭，窗外更下重帏遮隔，不透微光，并终日毋令人入，人气即致热也，盖热皆从外至，非内生耳。入寝时，但卷帏，亦勿开窗，枕簟胥含秋意。

楼作卧房，能杜湿气，或谓梯级不便老年。《华佗导引论》曰：老年筋缩足疲，缓步阶级，以展舒之。则登楼正可借以展舒。谚又有“寒暑不登楼”之说，天寒所畏者风耳，如风无漏隙，何不宜之有？即盛夏但令窗外遮蔽深密，便无热气内侵，惟三面板隔者，木能生火也。按：《吴兴掌故》有销暑楼，颜真卿题额，则楼亦可销暑也。又韩偓诗云：寝楼西畔坐书堂。则楼宜寝，并可称寝楼。然少觉不适，暂迁楼下，讵曰非宜。

卧所一斗室足矣，如地平铺板，不嫌高过于常，须去地二尺许，令板下前后气通。入冬仍以板塞，向南微开小隙而已。纵不及楼居，亦足以远湿气。

北方作地炕，铺用大方砖，垫起四角，以通火气。室之北壁，外开火门，熏令少热。其暖已彻昼夜，设床作卧所，冬寒亦似春温，火气甚微，无伤于热，南方似亦可效。

床

《记·内则》云：安其寝处。安之法，床为要。服虔《通俗文》曰：八尺曰床。故床必宽大，则盛夏热气不逼。上盖顶板，以隔尘灰。后与两旁勿作虚栏，镶板高尺许，可遮护汗体。四脚下周围，板密镶之，旁开小门，隆冬置炉于中，令有微暖。或以物填塞，即冷气勿透。板须可装可卸，夏则卸去。床边上作抽屉一二，便于置物备用。

安床着壁，须杉木板隔之。杉质松，能敛湿气。若加油漆，湿气反凝于外。头卧处近壁，亦须板隔，否则壁土湿蒸，验之帐有霉气，人必受于不觉。《竹窗琐语》曰：黄梅时，以干栎炭置床下，堪收湿，晴燥即撤去，卧久令人病瘖。

床低则卧起俱便，陆放翁诗所谓“绿藤水纹穿矮床”也。如砖地安床，恐有地风暗吹，及湿气上透，须办床垫，称床大小，高五六寸，其前宽二尺许，以为就寝伫足之所。今俗有所谓踏床者，床前另置矮凳，既有床垫，踏床可省。

暖床之制，上有顶，下有垫，后及两旁，俱实板作门，三面镶密，纸糊其缝，设帐于内。更置幔遮于帐前，可谓深暖至矣。入夏则门亦可卸，不碍其为凉爽也。今俗所谓暖床，但作虚栏绕之，于暖之义奚取？

《说文》曰：簟，竹席也。昌黎诗云“卷送八尺含风漪”是也。今以木镶方框，或棕穿或藤穿，通谓之簟。窃意温凉异候，床不得屡易，簟则不妨更换。夏宜棕穿者，取其疏；冬宜藤穿者，取其密。陕西有以牛皮绷若鼓，作冬月卧簟，尤能隔绝冷气。

盛夏暂移床于室中央，四面空虚，即散烦热。楼作卧室者更妥，窗牖不可少开，使微风得入卧所。凡室有里外间者，则开户以通烦闷之气，户之外，又不嫌窗牖洞达矣。

帐

帐必与床称，夏月轻纱制之。《齐东野语》云：纱之至轻者曰轻容。《王建宫词》云“嫌罗不着爱轻容”是也。又须量床面广狭作帐底如帐顶，布为之。帐下三面缝连，不但可以御蚊，凡诸虫蚤之类，亦无间得入。

夏帐专在御蚊，其前两幅阖处，正蚊潜入之径也。须以一幅作夹层五六寸，以一幅单层纳入，再加小钮二三，扣于帐外，则蚊不能曲折以入。《东方朔别传》曰：蚊喜肉而恶烟，禁其来，不若驱其去。捞水面浮萍曝干，加雄黄少许，烧烟熏室，可并帐外驱之。刘著诗云：雷声吼夜蚊。亦得免矣。

纱帐须高广。范蔚宗诗所谓“修帐含秋阴”也。有以细竹截竿，横挂帐中，安置衣帕为便，冬月颇宜，夏则多一物，则增一物之热。至脚后可设小几，陈茗、碗、瓶花、佛手柑等类。有枕旁置末利、夜来香者，香浓透脑，且易引虫蚁，须用小棕篮置之，悬于帐顶下。二花香有余，色不足，惟供晚赏。凡物丰此即啬彼，亦造物自然之理。

予曾以荷花折置帐中，夜半后，瓣放香吐，辛烈之气，睡梦中触鼻惊醒，其透脑为患可知。因忆茂叔“香远益清”之说，真善于体物也。若移置帐外，能使隔帐香来，斯尤独绝，香浓故耳。

另有小帐之制，竹为骨，四方同于床，或弯环如弓样，或上方而窄，下方而宽，如覆斗样。《释名》所谓斗帐是也。帐罩于外，大小称乎骨，随处可张，颇为轻便。又有扇帐、荷包帐，俱非居家便用，无取也。

冬月帐取低小，则暖气聚。以有骨子小帐，即设诸大床内。床之外，顶板覆其上，四面更以布作围，周匝亦如帐。床大帐小，得围遮护，乃益其暖。若暖床三面镶板，竟设小帐于中，作围赘矣。

纸可作帐，出江右，大以丈计，名皮纸。密不漏气，冬得奇暖。或布作顶，少令通气。东坡诗：困眠得就纸帐暖。刘后村诗：纸帐铁擎风雪夜。又元张昱诗：

隔枕不闻巫峡雨，绕床惟走剡溪云。或绘梅花于上，元陈泰诗：梦回蕲竹生清寒，五月幻作梅花看。盖自宋元以来，前人赏此多矣。如有题咏，并可即书于帐。

《南史》：梁武帝有木棉布皂帐，名曰古终。木棉布质厚于细，暖即过之。窃意宫帏中所以用此者，乃寓崇俭之意。不然，则帐之暖，又岂独木棉布哉。《晋书·元帝纪》：帝作布帐练帷，皆崇俭也。宫帏中犹有崇俭如此者，士庶之家宜知节矣。

有竹帘极细，名虾须帘，见《三湘杂志》。夏制为帐，用骨子弯环如弓样者。帘分四片，前二后一，顶及两旁，弯环合一，布缘其边，多缀以钮，称骨子扣之。前二片中分处，入寝亦扣密，则蚊可御，疏漏生凉，似胜于纱。

《辍耕录》云：宫阁制，有银鼠皮壁帐，黑貂皮暖帐。壁帐岂寻常易办？皮暖帐世俗恒有，非必黑貂耳。但就枕如入暗室，晓夜不能辨，必于帐前开如圆月，纱补之以通光，玻璃尤为爽亮。

有名纱橱，夏月可代帐，须楼下一统三间，前与后俱有廊者，方得为之。除廊外，以中一间左右前后，依柱为界，四面绷纱作窗，窗不设棂，透漏如帐。前后廊檐下，俱另置窗，俾有掩蔽，于中驱蚊陈几榻，日可起居，夜可休息，为销夏安适之最。

帐有笼罩床外，床内设搁版如几，脚后横栏，搭衣帕之类，似属妥便。但帐不能作底，又褥不能压帐，仅以带缚床外。冬则暖气不固，夏则不足御蚊，武林僧房有此制。

枕

《释名》云：枕，检也，所以检项也。侧曰颈，后曰项。太低则项垂，阳气不达，未免头目昏眩；太高则项屈，或致作酸，不能转动。酌高下尺寸，令侧卧恰与肩平，即仰卧亦觉安舒。《显道经》曰：枕高肝缩，枕下肺蹇，以四寸为平枕。

《唐书》：明皇为太子时，尝制长枕，与诸王共之。老年独寝，亦需长枕，则反侧不滞一处。头为阳，恶热，即冬月辗转枕上，亦不嫌冷。如枕短卧得热气，便生烦躁。

囊枕之物，乃制枕之要。菉豆皮可清热，微嫌质重；茶叶可除烦，恐易成末；惟通草为佳妙，轻松和软，不蔽耳聪。《千金方》云：半醉酒，独自宿，软枕头，暖盖足，能息心，自瞑目。枕头软者甚多，尽善无弊，殆莫过通草。

放翁有“头风便菊枕”之句。菊花香气，可清头目，但恐易生蠹虫。元·马祖常诗云：半夜归心三径远，一囊秋色四屏香。前人盖往往用之。《清异录》：卢文杞枕骨高，凡枕之坚实者不用，缝青缯充以柳絮。按:《本草》柳絮性凉，作枕亦宜，然生虫之弊，尤捷于菊。吴旻《扶寿方》以菊花、艾叶作护膝。

藤枕，以藤粗而编疏者，乃得凉爽。若细密止可饰观，更加以漆，既不通气，又不收汗，无当于用。藤枕中空，两头或作抽替可藏物，但勿置香花于内，以致透脑。《物类相感志》曰：枕中置麝少许，绝恶梦。麝能通关镇心安神故也，偶用则可，久则反足为累。

侧卧耳必着枕，老年气血易滞，或患麻木，甚且作痛。办耳枕，其长广如枕，高不过寸，中开一孔，卧时加于枕，以耳纳入。耳为肾窍，枕此并杜耳鸣耳塞之患。

《山居清供》曰：慈石捶末，和入囊枕，能通耳窍，益目光。又女廉药枕，以赤心柏木，制枕如匣，纳以散风养血之剂。枕面密钻小孔，令透药气；外以稀布裹之而卧。又《升庵外集》云：取黄杨木作枕，必阴晦夜伐之，则不裂。按：木枕坚实，夏月昼卧或可用。《箴铭汇钞》苏彦楠榴枕铭：颐神靖魄，须以宁眠。恐未然也。

瓷器作枕，不过便榻陈设之具。《格古论》曰：定窑有瓷枕，制极精巧，但枕首寒凝入骨。东坡诗：暂借藤床与瓦枕，莫教孤负北窗凉。北窗凉气，已不宜受，况益之瓦枕乎？石枕亦然。

枕底未缉合时，囊实后不用缉合，但以钮联之，凡笔札及紧要物，可潜藏于内，取用甚便。《汉书》曰：淮南王有枕中鸿宝苑秘书，其制盖类是。

一枕可两用，曰折叠枕。先制狭条如枕长，厚径寸，或四或五，再以单层布总包其外，分界处以针缉其边，一缉其左之上，一缉其右之下，可左折右折而叠之，叠之作枕，平铺即作垫，此便榻可备之物。

凡仰卧腿舒，侧卧两膝交加，有上压下之嫌。办膝枕，小于枕首者，置诸被侧，或左或右，以一膝任意枕之，最适。

竹编如枕，圆长而疏漏者，俗谓之竹夫人，又曰竹几，亦以枕膝。东坡诗：闻道床头惟竹几，夫人应不解卿卿。山谷曰：竹夫人，盖凉寝竹器，憩臂休膝，似非夫人之职，名以青奴。有诗云：我无红袖堪娱夜，只要青奴一味凉。老年但宜用于三伏时，入秋则凉便侵人，易为膝患。

有名竹夹膝者，取猫头大竹，削而光之，置诸寝，其用同于竹夫人。唐·陆龟蒙有诗云：截得筼筜冷似龙，翠光横在暑天中。但嫌实不漏气，着体过凉，老年无取。

席

席之类甚多，古人坐必设席，今则以作寝具，如竹席，《尚书》谓之笱席。今俗每于夏月卧之，但新者耗精血，陈者不收汗。或极热时，以其着体生凉，偶一取用。两广所出藤席亦同。

蒲席见《周礼》，又《三礼图》曰士蒲席，今俗亦常用。质颇柔软，适于羸弱之体。其尤佳者，如嘉纹席、龙须席，即蒲同类，虽不出近地，犹为易购。《显道经》曰：席柔软，其息乃长。谓卧安则能久寐也。

藤竹席，老年既不宜久卧常卧，柔软者或嫌少热，衬以藤竹席，能借其凉。深秋时即柔软席，亦微觉冷，辄以布作褥衣而卧，又恐太热，布作面，蒲席作里，二者缉合，则温凉恰当。诗云：乃安斯寝，庶几得之。

贵州土产，有纸席，客适饷予，其长广与席等，厚则十倍常纸，质虽细而颇硬，卧不能安，乃为紧卷，以杵槌熟，柔软光滑，竟同绒制。又不嫌热，秋末时需之正宜。

《周礼》地官司几筵掌五席，中有熊席。注曰：兽皮为席也。今有以牛皮作席者，出口外。制皮法：拔去毛极净，香水浸出臊气，染以红色，名香牛皮。晋《东宫旧事》有赤皮席，今盖仿而为之。皮性暖，此却着身有凉意，质亦软滑，夏月颇宜。《河东备录》云：猪皮去毛作细条，编以为席，滑而且凉，号曰壬癸席。又《晋书》：羊茂为东郡守，以羊皮为席。然则凡皮皆可作席，软滑必胜草织者。

古人席必有缘。缘者，犹言镶边也。古则缘各不同，所以饰席。今惟取耐用，缘以䌷与缎，不若缘以布。

盛暑拭席，亦用滚水，方能透发汗湿。有爱凉者，汲井水拭之，阴寒之气，贻患匪小。又有以大木盆，盛井水置床下，虽凉不着体，亦非所宜。惟室中几案间，设冰盘，则凉气四散，能清热而无损于人。

席底易为蚤所伏，殊扰安眠。《物类相感志》曰：苦楝花曝干，铺席底，驱即尽。《千金·月令》曰：大枣烧烟熏床下，能辟蚤。其生衣襦间者为虱。《抱朴子》曰：头虱黑，着身变白，身虱白，着头变黑，所渐然也。《酉阳杂俎》曰：岭南人病，以虱卜，向身为吉，背身为凶。又《草木子》曰：虱行必向北。窃意虱喜就暗，非果向北也。银硃和茶叶熏衣，可除之。

被

被宜里面俱䌷，毋用锦与缎，以其柔软不及也。装丝绵者，厚薄各一，随天时之宜，或厚或薄，以其一着体盖之，外多备装絮者数条，酌寒暖加于装绵者之上。絮取其匀薄，取其以渐可加，故必多备。

《身章撮要》曰：大被曰衾，单被曰裯。老年独卧，着身盖者，被亦宜大，乃可折如封套式，使暖气不散，此外酌寒暖渐加其上者，必狭尺余，两边勿折，则宽平而身之转侧舒。有以单被衬其里，牵缠非所适，只于夏初需之，亦用狭者，夹被同。

老年畏寒，有以皮制被，皮衣宜表毛于外，皮被宜着毛于体。面用绌，薄加絮，宽大可折为妥，然较以丝绵装者，究之轻软勿及。

被取暖气不漏，故必阔大，使两边可折，但折则卧处不得平匀，被内亦嫌逼窒，拟以两边缉合如筒，勿太窄，须酌就寝之便，且反侧宽舒，脚后兼缉合之，锡以名曰茧子被，谓如蚕茧之周密也。

《岭南志异》曰：邕州人选鹅腹之毳毛装被，质柔性冷，宜覆婴儿，兼辟惊痫。愚谓如果性冷，老年亦有时宜之。特婴儿体属纯阳，利于常用。又《不自弃文》曰：食鹅之肉，毛可遗也。峒民缝之以御腊。柳子厚诗亦云：鹅毛御腊缝山罽。然则性冷而兼能御腊，所谓暖不伤热。囊被之物，竟属尽美。

《江右建昌志》：产纸大而厚，揉软作被，细腻如茧，面里俱可用之。薄装以绵，已极温暖。唐·徐寅诗：一床明月盖归梦，数尺白云笼冷眠。明·龚诩诗：纸衾方幅六七尺，厚软轻温腻而白，霜天雪夜最相宜，不使寒侵独眠客。可谓曲尽纸被之妙。龚诗云独眠，纸被正以独眠为宜。

有摘玫瑰花囊被，去蒂晒干，先将丝瓜老存筋者，剪开捶软作片，约需数十，以线联络，花铺其上，纱制被囊之，密针行如麂眼方块式。乍凉时覆体最佳。玫瑰花能养血疏肺气，得微暖，香弥甚。丝瓜性清寒，可解热毒。二物本不甚贵，寻常犹属能办。

冬月子后霜落时，被中每觉加冷。东坡诗所谓“重衾脚冷知霜重”也。另以薄棉被兜住脚后，斜引被角，置诸枕旁，觉冷时，但伸一手牵被角而直之，即可盖暖。凡春秋天气，夜半后俱觉稍凉，以夹被置床内，趁意加体，亦所以顺天时。《诗·杕杜篇》疏云：从旦积暖，故日中之后必热；从昏积凉，故夜半之后必凉。

《记·王制》曰：八十非人不暖。《本草》曰：老人与二七以前少阴同寝，借其熏蒸，最为有益。少陵诗“暖老须燕玉”是也。愚谓老年以独寝为安，或先令童女睡少顷，被暖则起，随即入寝，既藉熏蒸之益，仍安独寝之常，岂非两得。倘气血衰微，终宵必资人以暖，则非如《王制》所云不可。

《法藏碎金》曰：还元功夫，全在被中行之。择少女肥白无病者，晚间食以淡粥，擦齿漱口极净，与之同被而寝，至子后令其呼气，吸而咽之；再则令其舌抵上腭，俟舌下生津，接而咽之，真还元之秘也。愚按：此说近采补诡异之术。然《易》大过之爻辞曰：枯杨生稊，谓老阳得少阴以滋长也。盖有此理，姑存之。《参同契》有铅汞丹鼎之说，惑世滋甚。或有以飞升之术问程子，答曰：纵有之，只恐天上无着处。

熏笼只可熏香，若以暖被，火气太甚，当于欲寝时，先令人执炉，遍被中移动熨之，但破冷气，入寝已觉温暖如春。《西京杂记》曰：长安有巧工作熏炉，名被中香，外体圆，中为机环，使炉体常平，以此熏被至佳。近亦有能仿而为之，名香毬。《卫生经》曰：热炉不得置头卧处，火气入脑，恐眩晕。

有制大锡罐，热水注满，紧覆其口，彻夜纳诸被中，可以代炉，俗呼汤婆子。然终有湿气透漏，及于被褥，则必及于体，暂用较胜于炉。黄山谷名以脚婆。明·吴宽诗：穷冬相伴胜房空。《博古图》：汉有温壶，为注汤温手足之器，与汤婆子同类。

夏月大热时，裸体而卧，本无需被，夜半后汗收凉生，必备葛布单被覆之。葛布廓索，不全着体，而仍可遮护，使勿少受凉，晨起倍觉精神爽健。

褥

稳卧必得厚褥，老人骨瘦体弱，尤须褥厚，必宜多备，渐冷渐加。每年以其一另易新絮，紧着身铺之，倍觉松软，挨次递易，则每年皆新絮褥着身矣。骆驼绒装褥，暖胜于常，但不易购。北地苦寒，有铺褥厚至盈尺者，须实木板床卧之，则软而能平，故往往以卧砖炕为适。

司马温公曰：刘恕自洛阳归，无寒具，以貂褥假之。凡皮皆可制褥。羊士谔《皮褥诗》云：青毡持与藉，重锦裁为饰。谓以毡衬其底，以锦缘其边也。卧时以毛着身，方与絮褥异。有用藏氆氇作褥面，或西绒单铺褥面，被须俱用狭者，不然褥弗着体，虽暖不觉。

芦花一名蓬蕽，可代絮作褥。《本草》曰性寒，以其禀清肃之气多也。质轻扬，囊入褥，即平实称体，老年人于夏秋初卧之，颇能取益。亦有用以囊被者，元吴景奎《泳芦花被》云：雁声仿佛潇湘夜，起坐俄惊月一床。但囊被易于散乱，若蒙以丝绵，又虑其热，惟极薄装之，极密行之。

阳光益人，且能发松诸物。褥久卧则实，隔两三宿，即就向阳处晒之，毋厌其频，被亦然。不特绵絮加松，终宵觉有余暖，受益确有明验。黄梅时，卧席尤宜频晒。《异苑》云：五月勿晒荐席，此不足据。范石湖诗云“候晴先晒席”，惟长夏为忌，恐暑气伏于内，侵人不及觉。

羸弱之躯，盛夏不能去褥而卧，或用麻皮搥熟，截作寸断，葛布为褥里面，以此实之，虽质松适体，其性微温，非受益之物。有刮竹皮曝干装褥，则凉血除热，胜于麻皮。又《本草》云：凡骨节痛，及疮疡，不能着席卧者，用麸装褥卧之。麸，麦皮也，性冷质软，并止汗，较之竹皮，受益均而备办易。且类而推之，用以囊枕，亦无不可。

四川《邛州志》：其地产棕甚伙，居民编以为荐。《释名》曰：荐，所以自荐藉也。无里面，无缘饰，蒲苇皆可制，棕荐尤松软而不烦热，夏月用之，不嫌任意加厚，以支瘦骨。曹植“九咏”曰：茵荐兮兰席。荐亦古所用者。

《交广物产录》：高州出纸褥，其厚寸许，以杵搥软，竟同囊絮。老年于夏秋时卧之，可无烦热之弊。亦有以葛布数十层制褥者。

褥底铺毡，可藉收湿。卧时热气下注，必有微湿，得毡以收之。有用油布单铺褥底，晨起揭褥，单上湿气可证，油布不能收湿也。《南华经》曰：民湿寝则腰疾偏死。此非湿寝，然每夜如是，受湿亦甚，必致疾。

便　　器

老年夜少寐，不免频起小便，便壶实为至要。制以瓷与锡，俱嫌取携颇重，惟铜可极薄为之，但质轻又易倾覆，式须边直底平，规圆而扁，即能平稳。

大便用圊桶，坐略久，即觉腰腿俱酸，坐低而无依倚故也。须将环椅于椅面开一孔，孔大小如桶，铺以絮垫。亦有孔如椅面，桶即承其下，坐既安然，并杜秽气。

《山居清供》曰：截大竹整节，以制便壶，半边微削，令平作底，底加以漆，更截小竹作口，提手亦用竹片粘连。又有择葫芦扁瓢，中灌桐油浸透，制同于竹。此俱质轻而具朴野之意，似亦可取，再大便用环椅如前式，下密镶板。另构斗室，着壁安置，壁后凿穴，作抽屉承之，此非老年所必办。

《葆元录》曰：饱则立小便，饥则坐小便。饱欲其通利，饥欲其收摄也。愚谓小便惟取通利，坐以收摄之，亦非确论。至于冬夜，宜即于被中侧卧小便，既无起坐之劳，亦免冒寒之虑。

膀胱为肾之府，有下口，无上口，以气渗入而化，入气不化，则水归大肠，为泄泻。东坡《养身杂记》云：要长生，小便清；要长活，小便洁。又《南华经》

曰：道在屎溺。屎溺讵有道乎？良以二便皆由化而出，其为难化、易化、迟化、速化，在可知不可知之间。所谓藏府不能言，故调摄之道，正以此验得失。

《卫生经》曰：欲实脾，必疏膀胱。愚谓利水固可实脾，然亦有水利而脾不实者，惟脾实则水无不利，其道维何？不过曰节食少饮，不饮尤妙。

欲溺即溺，不可忍，亦不可努力。愈努力则愈数而少，肾气窒塞，或致癃闭。孙思邈曰：忍小便，膝冷成痹。

《元关真谛》曰：每卧时，舌抵腭，目视顶，提缩谷道，即咽津一口，行数次然后卧，可愈频溺。按：此亦导引一法，偶因频溺行之则可，若每卧时如是，反致涩滞。《内经》曰：通调水道。言通必言调者，通而不调，与涩滞等。

或问通调之道如何？愚谓食少化速，则清浊易分，一也；薄滋味，无粘腻，则渗泄不滞，二也；食久然后饮，胃空虚则水不归脾，气达膀胱，三也；且饮必待渴，乘微燥以清化源，则水以济火，下输倍捷，四也。所谓通调之道，如是而已。如是犹不通调，则为病，然病能如是通调，亦以渐可愈。

《悟真录》曰：开眼而尿，眼中黑睛属肾，开眼所以散肾火。又曰：紧咬齿而尿，齿乃肾之骨，宣泄时俾其收敛，可以固齿。《诗·鲁颂》曰：黄发儿齿。谓齿落复生也，此则天禀使然。养生家有固齿之法，无生齿之方，故齿最宜惜，凡坚硬物亦必慎。

肾气弱则真火渐衰，便溏溺少，皆由于此。《菽园杂记》曰：回回教门调养法，惟暖外肾，夏不着单裤，夜则手握肾丸而卧。愚谓手心通心窍，握肾丸以卧，有既济之功焉。尝畜猴，见其卧必口含外肾，《本草》谓猴能引气，故寿。手握肾丸，亦引气之意。又有以川椒和绵裹肾丸，可治冷气入肾。

小便太清而频，则多寒；太赤而短，则多热。赤而浊，着地少顷，色如米泔者，则热甚矣。大便溏泄，其色或淡白，或深黄，亦寒热之辨。黑如膏者，则脾败矣，是当随时体察。

每大便后，进食少许，所以济其气乏也；如饱后即大便，进汤饮以和其气，或就榻暂眠，气定即起。按：《养生汇论》有擦摩脐腹及诸穴者，若无故频行之，气内动而不循常道，反足致疾，予目见屡矣，概不录。

《六砚斋三笔》曰：养生须禁大便泄气，值腹中发动，用意坚忍，十日半月，不容走泄，久之气亦定。此气乃谷神所生，与真气为联属，留之则真气得其协助而日壮。愚谓频泄诚耗气，强忍则大肠火郁。孙思邈曰：

忍大便，成气痔。况忍愈久，便愈难，便时必至努力，反足伤气。总之，养生之道，惟贵自然，不可纤毫着意，知此思过半矣。《黄庭经》曰：物有自然事不烦，垂拱无为心自安。《道德经》曰：地法天，天法道，道法自然。

予著是书，于客岁病余，以此为消遣。时气怯体羸，加意作调养法，有出诸臆见者，有本诸前人者，有得诸听闻者，酌而录之，即循而行之。讫今秋，精力始渐可支，大抵病后欲冀复元，少年以日计，中年以月计，至老年则以岁计，汲汲求其效，无妙术也。兹书四卷，以次就竣，因以身自体验者，随笔录记。另有粥谱，又属冬初续著，附于末为第五卷。

卷五

粥　谱　说

粥能益人，老年尤宜，前卷屡及之，皆不过略举其概，未获明析其方。考之轩岐家与养生家书，煮粥之方甚夥，惟是方不一例，本有轻清重浊之殊。载于书者，未免散见而杂出，窃意粥乃日用常供，借诸方以为调养，专取适口，或偶资治疾，入口违宜，似又未可尽废，不经汇录而分别之，查检既嫌少便，亦老年调治之缺书也，爰撰为谱，先择米，次择水，次火候，次食候。不论调养治疾功力深浅之不同，第取气味轻清，香美适口者为上品，少逊者为中品，重浊者为下品，准以成数，共录百种，削其入口违宜之已甚者而已。方本前人，乃已试之良法。注明出自何书，以为征信，更详兼治，方有定而治无定，治法亦可变通，内有窃据鄙意参入数方，则惟务有益而兼适于口，聊备老年之调治。若夫推而广之，凡食品药品中，堪加入粥者尚多，酌宜而用，胡不可自我作古耶！更有待夫后之明此理者。

择米第一

米用粳，以香稻为最，晚稻性软，亦可取，早稻次之，陈廪米则欠腻滑矣。秋谷新凿者香气足，脱谷久，渐有故气，须以谷悬通风处，随时凿用；或用炒白米，或用焦锅巴，腻滑不足，香燥之气，能去湿开胃。《本草纲目》云：粳米、籼米、粟米、粱米粥，利小便，止烦渴，养脾胃；糯米、秫米、黍米粥，益气，治虚寒泻痢吐逆。至若所载各方，有米以为之主，峻厉者可缓其力，和平者能倍其功，此粥之所以妙而神与。

择水第二

水类不一，取煮失宜，能使粥味俱变。初春值雨，此水乃春阳生发之气，最为有益；梅雨湿热熏蒸，人感其气则病，物感其气则霉，不可用之明验也；夏秋淫雨为潦，水郁深而发骤，昌黎诗：洪潦无根源，朝灌夕已除。或谓利热不助湿气，窃恐未然；腊雪水甘寒解毒，疗时疫；春雪水生虫易败，不堪用。此外，长流水四时俱宜，山泉随地异性，池沼止水有毒。井水清冽，平旦第一汲，为井华水。天一真气，浮于水面也，以之煮粥，不假他物，其色天然微绿，味添香美，亦颇异凡。

缸贮水，以朱砂块沉缸底，能解百毒，并令人寿。

火候第三

煮粥以成糜为度，火候未到，气味不足，火候太过，气味遂减。火以桑柴为妙。《抱朴子》曰：一切药不得桑煎不服，桑乃箕星之精，能除风助药力。栎炭火性紧，粥须煮不停沸，则紧火亦得。煮时先煮水，以杓扬之数十次，候沸数十次，然后下米，使水性动荡，则输运捷。煮必瓷罐，勿用铜锡，有以瓷瓶入灶内砻糠稻草煨之，火候必致失度，无取。

食候第四

老年有竟日食粥，不计顿，饥即食，亦能体强健，享大寿，此又在常格外。就调养而论，粥宜空心食，或作晚餐亦可，但勿再食他物，加于食粥后。食勿过饱，虽无虑停滞，少觉胀，胃即受伤。食宁过热，即致微汗，亦足通利血脉。食时勿以他物侑食，恐不能专收其益，不获已，但使咸味沾唇，少解其淡可也。

上品三十六

莲肉粥 《圣惠方》：补中强志。按：兼养神益脾固精，除百疾。去皮心，用鲜者煮粥更佳，干者如经火焙，肉即僵，煮不能烂，或磨粉加入。湘莲胜建莲，皮薄而肉实。

藕粥 慈山参入。治热渴，止泄，开胃消食，散留血，久服令人心欢。磨粉调食，味极淡，切片煮粥，甘而且香，凡物制法异，能移其气味，类如此。

荷鼻粥 慈山参入。荷鼻即叶蒂，生发元气，助脾胃，止渴、止痢、固精。连茎叶用亦可，色青形仰，其中空，得震卦之象。《珍珠囊》：煎汤烧饭和药，治脾，以之煮粥，香清佳绝。

芡实粥 《汤液本草》：益精强志，聪耳明目。按：兼治湿痹，腰脊膝痛，小便不禁，遗精白浊。有粳、糯二种，性同，入粥俱需烂煮，鲜者佳，杨雄《方言》曰：南楚谓之鸡头。

薏苡粥 《广济方》：治久风湿痹。又《三福丹书》：补脾益胃。按：兼治筋急拘挛，理脚气，消水肿。张师正《倦游录》云：辛稼轩患疝，用薏珠东壁土炒服，即愈，乃上品养心药。

扁豆粥 《延年秘旨》：和中补五脏。按：兼消暑除湿解毒，久服发不白。荚有青紫二色，皮有黑、白、赤、斑四色，白者温，黑者冷，赤、斑者平。入粥去皮，用干者佳，鲜者味少淡。

御米粥 《开宝本草》：治丹石发动，不下饮食。和竹沥入粥。按：即罂粟子，《花谱》名丽春花。兼行风气，逐邪热，治反胃、痰滞、泻痢，润燥固精。水研滤浆入粥，极香滑。

姜粥 《本草纲目》：温中，辟恶气。又《手集方》：捣汁煮粥，治反胃。按：兼散风寒，通神明，取效甚多。《朱子语录》有“秋姜夭人天年”之语，治疾勿泥。《春秋运斗枢》曰：璇星散而为姜。

香稻叶粥 慈山参入。按：各方书俱烧灰淋汁用，惟《摘元妙方》，糯稻叶煎，露一宿，治白浊。《纲目》谓气味辛热，恐未然。以之煮粥，味薄而香清，薄能利水，香能开胃。

丝瓜叶粥 慈山参入。丝瓜性清寒，除热利肠，凉血解毒。叶性相类，瓜长而细，名马鞭瓜，其叶不堪用。瓜短而肥，名丁香瓜。其叶煮粥香美，拭去毛，或姜汁洗。

桑芽粥 《山居清供》：止渴明目。按：兼利五脏，通关节，治劳热，止汗。《字说》云：桑为东方神木，煮粥用初生细芽，苞含未吐者，气香而味甘。《吴地志》：焙干代茶，生津清肝火。

胡桃粥 《海上方》：治阳虚腰痛，石淋五痔。按：兼润肌肤，黑须发，利小便，止寒嗽，温肺润肠。去皮研膏，水搅滤汁，米熟后加入，多煮生油气，或加杜仲、茴香，治腰痛。

杏仁粥 《食医心镜》：治五痔下血。按：兼治风热咳嗽，润燥。出关西者名巴旦，味甘尤美。去皮尖，水研滤汁，煮粥微加冰糖。《野人闲话》云：每日晨起，以七枚细嚼，益老人。

胡麻粥 《锦囊秘录》：养肺耐饥耐渴。按：胡麻即芝麻。《广雅》名藤宏，坚筋骨，明耳目，止心惊，治百病。乌色者名巨胜，仙经所重，栗色者香却过之，炒研加水，滤汁入粥。

松仁粥 《纲目》方：润心肺，调大肠。按：兼治骨节风，散水气寒气，肥五脏，温肠胃。取洁白者，研膏入粥，色微黄，即有油气，不堪用。《列仙传》云：偓佺好食松实，体毛数寸。

菊苗粥 《天宝单方》：清头目。按：兼除胸中烦热，去风眩，安肠胃。《花谱》曰：茎紫，其叶味甘者可食，苦者名苦薏，不可用。苗乃发生之气聚于上，故尤以清头目有效。

菊花粥 慈山参入。养肝血，悦颜色，清风眩，除热解渴明目。其种以百计。《花谱》曰：野生单瓣，色白，开小花者良，黄者次之，点茶亦佳，煮粥去蒂，晒干磨粉和入。

梅花粥 《采珍集》：绿萼花瓣，雪水煮粥，解热毒。按：兼治诸疮毒。梅花凌寒而绽，将春而芳，得造物生气之先，香带辣性，非纯寒。粥熟加入，略沸。

《埤雅》曰：梅入北方变杏。

佛手柑 《宦游日札》：闽人以佛手柑做菹，并煮粥，香清开胃。按：其皮辛，其肉甘而微苦，甘可和中，辛可顺气，治心胃痛宜之，陈者尤良。入粥用鲜者，勿久煮。

百合粥 《纲目》方：润肺调中。按：兼治热咳脚气。嵇含《草木状》云：花白叶阔为百合，花红叶尖为卷丹，卷丹不入药。窃意花叶虽异，形相类而味不相远，性非迥别。

砂仁粥 《十便良方》：治呕吐，腹中虚痛。按：兼治上气咳逆胀痞，醒脾通滞气，散寒饮，温肾肝。炒去翳，研末点入粥，其性润燥。韩悉《医通》曰：肾恶燥，以辛润之。

五加芽粥 《家宝方》：明目止渴。按：《本草》五加根皮效颇多。又云：其叶作蔬，去皮肤风湿，嫩芽焙干代茶，清咽喉，作粥，色碧香清，效同。《巴蜀异物志》名文章草。

枸杞叶粥 《传信方》：治五劳七伤，豉汁和米煮。按：兼治上焦客热，周痹风湿，明目安神。味甘气凉，与根皮及子性少别。《笔谈》云：陕西极边生者，大合抱，摘叶代茶。

枇杷叶粥 《枕中记》：疗热嗽。以蜜水涂炙，煮粥去叶食。按：兼降气止渴，清暑毒。凡用择经霜老叶，拭去毛，甘草汤洗净，或用姜汁炙黄，肺病可代茶饮。

茗粥 《保生集要》：化痰消食，浓煎入粥。按：兼治疟痢，加姜。《茶经》曰：名有五，一茶，二槚，三蔎，四茗，五荈。《茶谱》曰：早采为茶，晚采为茗。《丹铅录》荼即古茶字，《诗》“谁谓荼苦”是也。

苏叶粥 慈山参入。按《纲目》，用以煮饭，行气解肌，入粥功同。按：此乃发表散风寒之品，亦能消痰和血止痛。背面皆紫者佳。《日华子本草》谓能补中益气，窃恐未然。

苏子粥 《简便方》：治上气咳逆。又《济生方》加麻子仁，顺气顺肠。按：兼消痰润肺。《药性本草》曰：长食苏子粥，令人肥白身香。《丹房镜源》曰：苏子油能柔五金八石。

藿香粥 《医余录》：散暑气，辟恶气。按：兼治脾胃，吐逆霍乱，心腹痛。开胃进食。《交广杂志》谓藿香木本。金楼子言：五香共是一木，叶为藿香，入粥用南方草本，鲜者佳。

薄荷粥 《医余录》：通关格，利咽喉，令人口香。按：兼止痰嗽，治头痛脑风，发汗，消食，下气，去舌苔。《纲目》云：煎汤煮饭，能去热，煮粥尤妥。杨雄《甘泉赋》作茇葀。

松叶粥 《圣惠方》：细切煮汁作粥，轻身益气。按：兼治风湿疮，安五脏，生毛发，守中耐饥。或捣汁澄粉曝干，点入粥。《字说》云：松柏为百木之长，松犹公也，柏犹伯也。

柏叶粥 《遵生八笺》：神仙服饵。按：兼治呕血便血，下痢烦满。用侧柏叶随四时方向采之，捣汁澄粉入粥。《本草衍义》云：柏木西指，得金之正气，阴木而有贞德者。

花椒粥 《食疗本草》：治口疮。又《千金翼》：治下痢腰腹冷，加炒面煮粥。按：兼温中暖肾，除湿，止腹痛。用开口者，闭口有毒。《巴蜀异物志》：出四川清溪县者良，香气亦别。

栗粥 《纲目》方：补肾气，益腰脚，同米煮。按：兼开胃活血。润沙收之，入夏如新。《梵书》名笃迦，其扁者曰栗楔，活血尤良。《经验方》：每早细嚼风干栗，猪肾粥助之，补肾效。

绿豆粥 《普济方》：治消渴饮水。又《纲目》方：解热毒。按：兼利小便，厚肠胃，清暑下气。皮寒肉平，用须连皮，先煮汁，去豆下米煮。《夷坚志》云：解附子毒。

鹿尾粥 慈山参入。鹿尾，关东风干者佳，去脂膜，中有凝血，如嫩肝，为食物珍品，碎切煮粥，清而不腻，香有别韵，大补虚损。盖阳气聚于角。阴血汇于尾。

燕窝粥 《医学述》：养肺化痰止嗽，补而不滞，煮粥淡食有效。按：《本草》不载，《泉南杂记》采入，亦不能确辨是何物。色白治肺，质清化痰，味淡利水，此其明验。

中品二十七

山药粥 《经验方》：治久泄。糯米水浸一宿，山药炒热，加砂糖、胡椒煮。按：兼补肾精，固肠胃。其子生叶间，大如铃，入粥更佳。《杜兰香传》云：食之辟雾露。

白茯苓粥 《直指方》：治心虚梦泄白浊。又《纲目》方：主清上实下。又《采珍集》：治欲睡不得睡。按《史记·龟策传》名伏灵，谓松之神灵所伏也。兼安神渗湿益脾。

赤小豆粥 《日用举要》：消水肿。又《纲目》方：利小便，治脚气，辟邪厉。按：兼治消渴，止泄痢腹胀吐逆。《服食经》云：冬至日食赤小豆粥，可厌疫鬼，即辟邪厉之意。

蚕豆粥 《山居清供》：快胃和脾。按：兼利脏腑。《本经》不载，万表《积善堂方》有误吞针，蚕豆同韭菜食，针自大便出，利脏腑可验。煮粥宜带露采嫩者，去皮用，皮味涩。

天花粉粥 《千金·月令》：治消渴。按：即栝楼根。《炮炙论》曰：圆者为栝，长者为楼，根则一也。水磨澄粉入粥，除烦热，补虚安中，疗热狂时疾，润肺降火止嗽，宜虚热人。

面粥 《外台秘要》：治寒痢白泻。麦面炒黄，同米煮。按：兼强气力，补不足，助五脏。《纲目》曰：北面性平，食之不渴，南面性热，食之发渴，随地气而异也。《梵书》名迦师错。

腐浆粥 慈山参入。腐浆即未点成腐者，诸豆可制，用白豆居多。润肺消胀满，下大肠浊气，利小便。暑月入人汗有毒，北方呼为甜浆粥，解煤毒，清晨有肩挑鬻于市。

龙眼肉粥 慈山参入。开胃悦脾，养心益智，通神明，安五脏，其效甚大。《本草衍义》曰：此专为果，未见入药。非矣。《名医别录》云：治邪气去蛊毒，久服强魂轻身不老。

大枣粥 慈山参入。按：道家方药，枣为佳饵，皮利肉补。去皮用，养脾气，平胃气，润肺止嗽，补五脏，和百药。枣类不一，青州黑大枣良，南枣味薄微酸，勿用。

蔗浆粥 《采珍集》：治咳嗽虚热，口干舌燥。按：兼助脾气，利大小肠，除烦热，解酒毒。有青紫二种，青者胜，榨为浆，加入粥。如经火沸，失其本性，与糖霜何异。

柿饼粥 《食疗本草》：治秋痢。又《圣济方》：治鼻窒不通。按：兼健脾涩肠，止血止嗽，疗痔。日干为白柿，火干为乌柿，宜用白者。干柿去皮纳瓮中，待生白霜，以霜入粥尤佳。

枳椇粥 慈山参入。按：俗名鸡距子，形卷曲如珊瑚，味甘如枣，《古今注》名树蜜，除烦清热，尤解酒毒。醉后次早，空腹食此粥颇宜。老枝嫩叶，煎汁倍甜，亦解烦渴。

枸杞子粥 《纲目》方：补精血，益肾气。按：兼解渴除风，明目安神。谚云：去家千里，勿食枸杞，谓能强盛阳气也。《本草衍义》曰：子微寒，今人多用为补肾药，未考经意。

木耳粥 《鬼遗方》：治痔。按：桑、槐、楮、榆、柳为五木耳。《神农本草经》云：益气不饥，轻身强志。但诸木皆生耳，良毒亦随木性。煮粥食，兼治肠红。煮必极烂，味淡而滑。

小麦粥 《食医心镜》：治消渴。按：兼利小便，养肝气，养心气，止汗。《本草拾遗》曰：麦凉麯温，麸冷面热。备四时之气，用以治热。勿令皮拆，拆则性热，须先煮汁，去麦加米。

蔆粥 《纲目》方：益肠胃，解内热。按《食疗本草》曰：蔆不治病，小有补益，种不一类，有野蔆生陂塘中，壳硬而小，曝干煮粥，香气较胜。《左传》“屈到嗜芰”即此物。

淡竹叶粥 慈山参入。按：春生苗，细茎绿叶似竹，花碧色，瓣如蝶翅，除烦热，利小便，清心。《纲目》曰：淡竹叶煎汤煮饭，食之能辟暑，煮饭曷若煮粥尤妥。

贝母粥 《资生录》：化痰止嗽止血，研入粥。按：兼治喉痹目眩，及开郁，独颗者有毒。《诗》云：言采其蝱，蝱本作莔。《尔雅》，莔，贝母也。《诗》本不得志而作，故曰采蝱，为治郁也。

竹叶粥 《奉亲养老书》：治内热目赤头痛。加石膏同煮，再加沙糖，此即仲景竹叶石膏汤之意。按：兼疗时邪发热，或单用竹叶煮粥，亦能解渴除烦。

竹沥粥 《食疗本草》：治热风。又《寿世青编》：治痰火。按：兼治口疮目痛消渴，及痰在经络四肢，非此不达。粥熟后加入。《本草补遗》曰：竹沥清痰，非助姜汁不能行。

牛乳粥 《千金翼》：白石英、黑豆饲牛，取乳作粥，令人肥健。按：兼健脾除疸黄。《本草拾遗》云：水牛胜黄牛。又芝麻磨酱，炒面煎茶加盐和入乳，北方谓之面茶，益老人。

鹿肉粥 慈山参入。关东有风干鹿肉条，酒微煮，碎切作粥，极香美，补中益气力，强五脏。《寿世青编》曰：鹿肉不补，反痿人阳。按：《别录》指茸能痿阳，盖因阳气上升之故。

淡菜粥 《行厨记要》：止泄泻，补肾。按：兼治劳伤，精血衰少，吐血肠鸣腰痛。又治瘿，与海藻同功。《刊石药验》曰：与萝蔔或紫苏、冬瓜，入米同煮，最益老人，酌宜用之。

鸡汁粥 《食医心镜》：治狂疾，用白雄鸡。又《奉亲养老书》：治脚气，用乌骨雄鸡。按：兼补虚养血。巽为风为鸡，风病忌食。陶弘景《真诰》曰：养白雄鸡可辟邪，野鸡不益人。

鸭汁粥 《食医心镜》：治水病垂死，青头鸭和五味煮粥。按：兼补虚除热，利水道，止热痢。《禽经》曰：白者良，黑者毒；老者良，嫩者毒。野鸭尤益病人。忌同胡桃、木耳、豆豉食。

海参粥 《行厨记要》：治痿，温下元。按：滋肾补阴。《南闽记闻》言捕取法：令女人裸体入水，即争逐而来，其性淫也。色黑入肾，亦从其类。先煮烂细切入米，加五味。

白鲞粥 《遵生八笺》：开胃悦脾，按：兼消食，止暴痢腹胀。《尔雅翼》曰：诸鱼干者皆为鲞，不及石首鱼，故独得白名。《吴地志》曰：鲞字从美下鱼，从鲞者非。煮粥加姜豉。

下品三十七

酸枣仁粥 《圣惠方》：治骨蒸不眠。水研滤汁，煮粥候熟，加地黄汁再煮。按：兼治心烦，安五脏，补中益肝气。《刊石药验》云：多睡生用，便不得眠，炒熟用，疗不眠。

车前子粥 《肘后方》：治老人淋病，绵裹入粥煮。按：兼除湿，利小便明目，亦疗赤痛，去暑湿，止泻痢。《服食经》云：车前一名地衣，雷之精也，久服身轻，其叶可为蔬。

肉苁蓉粥 《陶隐居药性论》：治劳伤精败面黑。先煮烂，加羊肉汁和米煮。按：兼壮阳，润五脏，暖腰膝，助命门相火，凡不足者，以此补之。酒浸，刷去浮甲，蒸透用。

牛蒡根粥 《奉亲养老书》：治中风口目不动，心烦闷。用根曝干，作粉入粥，加葱椒五味。按：兼除五脏恶气，通十二经脉。冬月采根，并可作菹，甚美。

郁李仁粥 《独行方》：治脚气肿，心腹满，二便不通，气喘急。水研绞汁，加薏苡仁入米煮。按：兼治肠中结气，泄五脏膀胱急痛。去皮，生蜜浸一宿，漉出用。

大麻仁粥 《肘后方》：治大便不通。又《食医心镜》：治风水腹大，腰脐重痛，五淋涩痛。又《食疗本草》：去五脏风，润肺。按：麻仁润燥之功居多，去壳煎汁煮粥。

榆皮粥 《备急方》治身体暴肿，同米煮食，小便利立愈。按：兼利关节，疗邪热，治不眠。初生荚仁作糜食尤易睡。嵇康《养生论》谓：榆令人瞑也。捣皮为末，可和菜菹食。

桑白皮粥 《三因方》：治消渴。糯壳炒拆白花同煮。又《肘后方》治同。按：兼治咳嗽吐血，调中下气。采东畔嫩根，刮去皮，勿去涎，炙黄用，其根出土者有大毒。

麦门冬粥 《南阳活人书》：治劳气欲绝，和大枣、竹叶、炙草煮粥。又《寿世青编》：治嗽及反胃。按：兼治客热口干心烦。《本草衍义》曰：其性专泄不专收，气弱胃寒者禁服。

地黄粥 《臞仙神隐书》：利血生精，候粥熟再加酥蜜。按：兼凉血生血，补肾真阴。生用寒，炙熟用微温，煮粥宜鲜者，忌铜铁器。吴旻《山居录》云：叶可作菜，甚益人。

吴茱萸粥 《寿世青编》：治寒冷心痛腹胀。又《千金翼》：酒煮茱萸治同。此加米煮，检开口者，洗数次用。按：兼除湿、逐风、止痢。周处《风土记》：九日以茱萸插头，可辟恶。

常山粥 《肘后方》：治老年久疟。秫米同煮，未发时服。按：兼治水胀，胸中痰结，截疟乃其专长。性暴悍，能发吐。甘草末拌蒸数次，然后同米煮，化峻厉为和平也。

白石英粥 《千金翼方》：服石英法，捶碎水浸澄清，每早取水煮粥，轻身延年。按：兼治肺痿、湿痹、疸黄，实大肠。《本草衍义》曰：攻疾可暂用，未闻久服之益。

紫石英粥 《备急方》：治虚劳惊悸。打如豆，以水煮取汁作粥。按：兼治上气，心腹痛，咳逆邪气，久服温中。盖上能镇心，重以去怯也；下能益肝，湿以去枯也。

慈石粥 《奉亲养老书》：治老人耳聋，捶末绵裹，加猪肾煮粥。《养老书》又方：同白石英水浸露地，每日取水作粥，气力强健，颜如童子。按：兼治周痹风湿，通关节，明目。

滑石粥 《圣惠方》：治膈上烦热，滑石煎水，入米同煮。按：兼利小便，荡胸中积聚，疗黄疸、石淋、水肿。《炮炙论》曰：凡用研粉，牡丹皮同煮半日，水淘曝干用。

白石脂粥 《子母秘录》：治水痢不止。研粉和粥，空心服。按：石脂有五种，主治不相远，涩大肠，止痢居多。此方本治小儿弱不胜药者，老年气体虚羸，亦宜之。

葱白粥 《小品方》：治发热头痛，连须和米煮，加醋少许，取汗愈。又《纲目》方：发汗解肌，加豉。按：兼安中，开骨节，杀百药毒，用胡葱良，不可同蜜食，壅气害人。

莱菔粥 《图经本草》：治消渴，生捣汁煮粥。又《纲目》方：宽中下气。按：兼消食、去痰、止咳、治痢，制面毒。皮有紫白二色，生沙壤者大而甘，生瘠地者小而辣，治同。

莱菔子粥 《寿世青编》：治气喘。按：兼化食除胀，利大小便，止气痛。生能升，熟能降，升则散风寒，降则定喘咳。尤以治痰、治下痢，厚重有殊绩，水研滤汁加入粥。

菠菜粥 《纲目》方：和中润燥。按：兼解酒毒，下气止渴，根尤良，其味甘滑。《儒门事亲》云：久病大便涩滞不通，及痔漏，宜常食之。《唐会要》：尼波罗国献此菜，为能益食味也。

甜菜粥 《唐本草》：夏月煮粥食，解热，治热毒痢。又《纲目》方：益胃健脾。按:《学圃录》：甜本作菾，一名莙荙菜，兼止血，疗时行壮热，诸菜性俱滑，以为健脾，恐无验。

秃菜根粥 《全生集》：治白浊，用根煎汤煮粥。按:《本草》不载，其叶细皱，似地黄叶，俗名牛舌头草，即野甜菜。味微涩，性寒解热毒，兼治癣。《鬼遗方》云：捣汁熬膏药贴之。

芥菜粥 《纲目》方：豁痰辟恶。按：兼温中止嗽，开利九窍。其性辛热，而散耗人真元。《别录》谓能明目，暂时之快也。叶大者良，细叶有毛者损人。

韭叶粥 《食医心镜》：治水痢。又《纲目》方：温中暖下。按：兼补虚壮阳，治腹冷痛。茎名韭白，根名韭黄。《礼记》谓韭为丰本，言美在根，乃茎之未出土者。治病用叶。

韭子粥 《千金翼》：治梦泄遗尿。按：兼暖腰膝，治鬼交甚效。补肝及命门，疗小便频数。韭乃肝之菜，入足厥阴经，肝主泄，肾主闭，止泄精尤为要品。

苋菜粥 《奉亲养老书》：治下痢，苋菜煮粥食，立效。按《学圃录》：苋类甚多，常有者白、紫、赤三种，白者除寒热，紫者治气痢，赤者治血痢，并利大小肠，治痢初起为宜。

鹿肾粥 《日华本草》：补中安五脏，壮阳气。又《圣惠方》：治耳聋，俱作粥。按：肾俗名腰子，兼补一切虚损。麋类鹿，补阳宜鹿，补阴宜麋。《灵苑记》有鹿补阴麋补阳之说，非。

羊肾粥 《饮膳正要》：治阳气衰败，腰脚痛。加葱白、枸杞叶，同五味煮汁，再和米煮。又《食疗心镜》：治肾虚精竭，加豉汁五味煮。按：兼治耳聋脚气，方书每用为肾经引导。

猪髓粥 慈山参入。按：《养老书》：猪肾粥加葱，治脚气。《肘后方》：猪肝粥加绿豆，治溲涩，皆罕补益。肉尤动风，煮粥无补。《丹溪心法》：用脊髓治虚损补阴，兼填骨髓，入粥佳。

猪肚粥 《食医心镜》：治消渴饮水，用雄猪肚，煮取浓汁，加豉作粥。按：兼补虚损止暴痢，消积聚。《图经本草》曰：四季月宜食之，猪水畜而胃属土，用之以胃治胃也。

羊肉粥 《饮膳正要》：治骨蒸久冷，山药蒸熟，研如泥，同肉下米作粥。按：兼补中益气，开胃健脾，壮阳滋肾，疗寒疝。杏仁同煮则易糜，胡桃同煮则不臊。铜器煮损阳。

羊肝粥 《多能鄙事》：治目不能远视。羊肝碎切，加韭子炒研，煎汁下米煮。按：兼治肝风虚热目赤，及病后失明。羊肝能明目，他肝则否，青羊肝尤验。

羊脊骨粥 《千金·食治》方：治老人胃弱，以骨搥碎，煎取汁，入青粱米煮。按：兼治寒中羸瘦，止痢补肾，疗腰痛。脊骨通督脉，用以治肾，尤有效。

犬肉粥 《食疗心镜》：治水气鼓胀，和米烂煮，空腹食。按：兼安五脏，补绝伤，益阳事，厚肠胃，填精髓，暖腰膝，黄狗肉尤补益虚劳，不可去血，去血则力减，不益人。

麻雀粥 《食治通说》：治老人羸瘦，阳气乏弱。麻雀炒熟，酒略煮，加葱和米作粥。按：兼缩小便，暖腰膝，益精髓。《食疗本草》曰：冬三月食之，起阳道。李时珍曰：性淫也。

鲤鱼粥 《寿域神方》：治反胃。童便浸一宿，炮焦煮粥。又《食医心镜》：治咳嗽气喘，用糯米。按：兼治水肿黄疸，利小便，诸鱼惟此为佳，风起能飞越，故又动风，风病忌食。

上煮粥方，上中下三品，共百种，调养治疾，二者兼具，皆所以为老年地。毋使轻投攻补耳。前人有食疗、食治、食医，及《服食经》、《饮膳正要》诸书，莫非避峻厉以就和平也，且不独治疾宜慎，即调养亦不得概施。如人参粥亦见《李绛手集方》。其为大补元气，自不待言，但价等于珠，未易供寻常之一饱。听之有力者，无庸摭入以备方。此外所遗尚多，岂仅气味俱劣之物，亦有购觅难获之品，徒矜博采，而无当于用，奚取乎？兹撰粥谱，要皆断自臆见，合前四卷，足备老年之颐养。吾之自老其老，恃此道也，乃或传述及之，不无小裨于世。谬妄之讥，又何敢辞。

是岁季冬月之三日慈山居士又书于尾

《老老恒言》引用书目

引用书三百有七种，书名随事附见。始壬辰秋，讫癸巳冬，统计一年间，作辍参半。就所记忆及便览者录入。欲速成编，未详未备。

周易
尚书
毛诗
周礼
仪礼
礼记
论语
孟子
尔雅
家语
春秋左传
卓尔康易学
孔安国尚书注
朱子诗集注
陆机诗义疏
周礼集传 栋八世祖讳津
郑康成仪礼注
陈皓礼记集说
三礼图
谭氏论语说丛
杜预左传注
三代仪制录
汉书

后汉书
汉旧仪制
蜀志
吴书
晋书
晋东宫旧事
南史
梁史
隋书
唐书
唐会要
五代史
宋史
辽史
元史
程子外书
朱子语录
邵子皇极经世
鲍氏皇极经世注
邵子语录
邵子观物内外篇
黄帝阴符经
老子道德经
庄子南华经
列子
荀子
广成子
抱朴子
亢仓子
公孙尼子
金楼子
草木子
寒山子
春秋元命包
春秋运斗枢
吕氏春秋
班固白虎通
罗愿尔雅翼
张翼广雅
陆佃埤雅
刘熙释名
许慎说文
徐锴说文字解
王安石字说

急就篇注
崔豹古今注
服虔通俗文
世说新语
杜佑通典
胡氏食物纪原
陶穀清异录
李石续博物志
赞宁物类相感志
洪迈夷坚志
香山故事
王逵蠡海集
周密齐东野语
颜氏家训
杨慎丹铅录
沈括笔谈
沈括灵苑记
刘敬叔异苑
蔗庵漫录
陶宗仪辍耕录
王佐格古论
王旻山居录
林洪山居清供
琅嬛记
野人闲话
张师正倦游录
冯耘庐行厨记要
黄氏日抄
盛氏宦游日札
陆容菽园杂记
蚓庵琐语
紫岩隐书
臞仙神隐书
萧氏竹窗琐语
刘青田多能鄙事
陈仲言余话
勿斋清閟录
遁庵秘录
金受昌学圃录
身章撮要
六研斋三笔
李氏一家言
高江村天禄识余
黄长睿博古图

王洪洲三才图会

师旷禽经

陆羽茶经

毛文锡茶谱

苏易简纸谱

游默斋花谱

陶渊明集

欧阳文忠公集

司马温公集

杨升庵外集

文选古诗

曹植九咏

沈佺期诗

李太白诗

杜少陵诗

韩昌黎诗

白乐天诗

元微之诗

王建诗

张潮诗

陆龟蒙诗

卢纶诗

陈传良诗

许丁卯诗

韩偓诗

徐寅诗

羊士谔诗

段成式诗

释清珙诗

杨诚斋诗

陆放翁诗

半山翁诗

韦庄诗

苏东坡诗

黄山谷诗

张文潜诗

柳子厚诗

魏野诗

刘后村诗

范石湖诗

刘著诗

张昱诗

范蔚宗诗

马祖常诗

陈泰诗
吴景奎诗
龚诩诗
吴宽诗
应璩三叟诗
瞿佑诗话
祝穆箴铭汇抄
杨雄甘泉赋
真西山卫生歌
杨雄解嘲文
赵子昂不自弃文
刘向列仙传
东方朔别传
杜兰香传
史记龟策传
葛洪西京杂记
段成式酉阳杂俎
燕台风土记
三湘杂志
山左小记
贵州物产录
巴蜀异物志
吴地志
建昌志
邛州志
交广杂志
河东备录
孟琯岭南志异
陈懋仁泉南杂记
南闽记闻
嵇含南方草木状
吴兴掌故
周处风土记
杨雄方言
涉斋游具备遗
韩椿外洋碎事
熊三拔泰西水法
楞严经
梵书
沙弥戒律
相宅经
造门经
青田秘记
黄庭内景经

魏伯阳参同契
希夷睡诀
八段锦
华佗五禽戏
裟罗门十二法
天竺按摩诀
华佗导引论
洞灵经
定观经
显道经
太素经
冲虚经
上清洞微经
三茅卫生经
陶弘景真诰
保生心鉴
法藏碎金
元关真谛
玉枢微旨
丹房镜源
邱长春玉笥要览
崔实四时月令
吴球四时调摄论
丹阳悟真录
抱一子葆元录
施肩吾卫生录
彭祖服食经
华佗食论
张杲玉洞要略
养生汇论
冰蟾子摄生要论
嵇康养生论
东坡养身杂论
玉虚子济生编
保生集要
谭景丹颐生录
张君房云笈七籤
高濂遵生八笺
内经灵枢素问
神农本草经
寇宗奭本草衍义
苏恭唐本草
陈藏器本草拾遗
甄权药性本草

王好古汤液本草

孟诜食疗本草

朱震亨本草补遗

马志开宝本草

苏颂图经本草

日华子本草

李时珍本草纲目

汪昂本草备要

陶弘景名医别录

后唐刊石药验

张元素珍珠囊

陶隐居药性论

雷敩炮炙论

唐开元广济方

宋太平圣惠方

宋徽宗圣济方

周宪王普济方

张仲景伤寒方

孙思邈千金食治

孙思邈千金翼

孙思邈千金月令

天宝单方图

王焘外台秘要

韦宙独行方

刘禹锡传信方

陈言三因方

娄居中食治通说

昝殷食医心镜

饮膳正要

杨仁斋直指方

张杰子母秘录

王执中资生录

陈直奉亲养老书

吴旻扶寿方

张从正儒门事亲

南阳活人书

延年秘旨

医余录

摘元妙方

萨谦斋经验方

万表积善堂方

韩悉医通

杨珣丹溪心法

葛洪肘后方

臞仙寿域神方

崔元亮海上方

姚旅露书

吴瑞日用举要

杨起简便方

叶氏枕中记

陈延之小品方

十便良方

刘涓子鬼遗方

锦囊秘录

济世仁术编

李绛手集方

朱瑞章家宝方

张文仲备急方

尤乘寿世青编

王维德全生集

吴又可瘟疫论

陈枚采珍集

龚应圆三福丹书

吴仪洛医学述

方剂索引

八画

九画

十画

十一画

十二画

十三画

十四画以上